series
けんこう
新常識!

一日たった2分!

ズボトレ

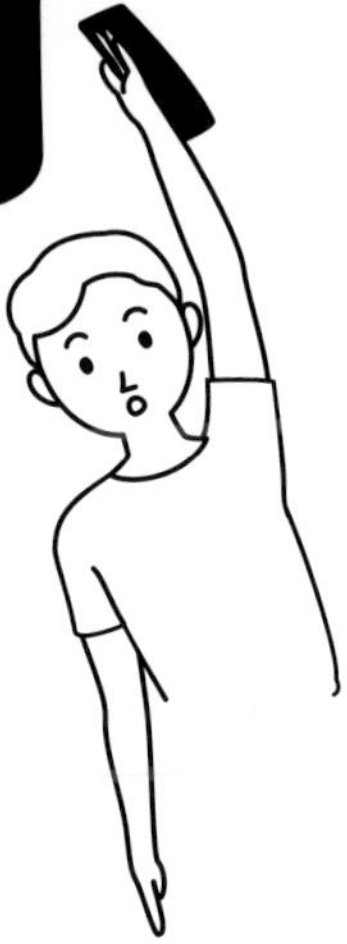

三上賢一 著
Kenichi Mikami

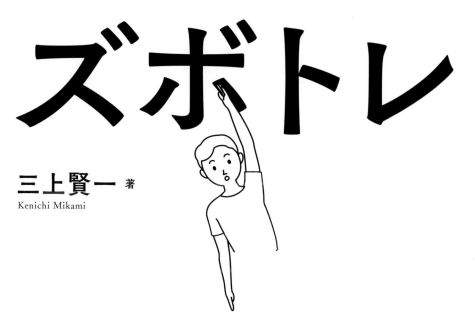

Clover
クローバー出版

はじめに

グローバル企業の経営者、著名コンサルタント、TVキャスター、ベストセラー作家、ボクサー、格闘家、プロ野球選手、オリンピックメダリスト……。

ビジネスから文化、スポーツにいたるまで、各界の第一線で活躍していらっしゃる方々が、私の患者さんです。

その数は年々増え、2020年、トータルで17万人を超えました。

「多くの成功者が三上先生の治療に信頼を寄せるのは、特別な理由があるのですか？」

そう、問われることがよくあります。

症状や生活環境は人それぞれですから、理由はさまざまです。

そうした中でも、多くの方に共通している理由というものがあります。

それは、いろいろな病院や治療院などを渡り歩いても治せなかった身体の不調があったこと。そしてその不調を、私のところに来て完治できたことです。

成功者と言われる方々は、多様な課題をクリアして現在のポジションに到達したわけですから、成果を出すことに一段とシビアだと思います。

そうした背景もあるからでしょうか。患者さんからは、「期待以上の成果を継続して出してくれるから、信頼して治療を任せられる」というお褒めの言葉をいただきます。

治療家として、こんなにうれしいことはありません。

現在、私が行っているのは、「脳神経調整」という超優無痛整体治療です。

一般的に、病院や治療院、マッサージなどで行われているものが対処療法なのに対し、脳神経調整は根治療法です。

例えば、対処療法を行っている治療院などでは、「肩が痛い」という人に対して、肩をもんだり、おしたり、たたいたりします。けれど私は、そんなことはしません。痛みがあらわれている肩をたたくなんて、タンコブをたたくのと同じだからです。

本編で詳しく述べますが、簡単に言うと、痛みの原因に直接アプローチすることができるのが、脳神経調整の最大の特徴です。

身体にあらわれている痛みだけに目を向けて治療を考える対処療法とは違い、根治療法の脳神経調整では、痛みなどの不調を引き起こしている自律神経も調整します。

そもそもの原因がきちんと解決されるわけですから、肩や腰といった部分的な痛みだけでなく、だるさや疲れといったあらゆる身体の不調を改善に向かわせることができるのです。

私がこの治療法にたどりついたのは、自身の体験がきっかけでした。

高校時代、ボクシングに熱中していた私は、県大会で優勝し、国体にも出場するなどの成績をおさめ、トップ選手を目指して練習に励んでいました。

ところが高3の秋、練習のしすぎで腰を痛めてしまいます。

検査と薬漬けの入院生活を経ても完治することなく、大学入学後は、痛みと闘い、通院しながらもボクシングを続けました。


そうした日々のなかで興味を持ったのが、診療放射線技師という職業でした。

大学を卒業すると専門学校で4年間学び、診療放射線技師の国家資格を取得。総合病院に診療放射線技師として勤務した約12年間には、X線やMRI、CTスキャンなどで、60万枚以上の症例を見てきました。また、あらゆる手術にも幾度となく立ち合ってきました。

その頃、私は大学のボクシング部でコーチもしていたのですが、将来有望な部員が肘の故障が原因で、ボクシングの道を断念する姿を目の当たりにします。

病院や治療院でいろいろな治療を受けても完治できず、泣く泣く夢をあきらめた彼の悔しさは、痛いほどわかりました。かつての私もそうだったからです。実はそのとき、私にはこれまでの経験から「痛みの原因」がどこにあるのかがわかっていませんでした。しかし、治療する資格も技術も持ち合わせていなかったため、何もできませんでした。

自分や彼のような悔しい思いをする人をなんとか助けたい――。

そんな強い思いに後押しされて、「治療家」になろうと決意したのです。

まずは、国家資格を取得。12年間、救急外来に勤務し、ＣＴスキャン、ＭＲＩで毎日病気を見つけ、あらゆる手術に携わってきました。平日は、整形外科院で柔道整復師として患者さんの治療にあたり、休日には、全国各地の有名な治療家の治療院で患者として治療を受け、治療技術の研究に没頭する日々が続きました。そして、その数が１００人を超えた頃には、「脳神経調整」を行えるまでに技術も知識も蓄積されていました。

根治療法である「脳神経調整」は、治療時間が10分程度と短いことも大きな特徴です。

痛みやだるさを引き起こす原因に直接アプローチするため、身体のあちこちを、もんだりたたいたりする必要がないからです。

第一線で活躍していらっしゃる方々は、人一倍、時間を大切に使いますから、それも支持されている理由の1つかもしれません。


実はここ最近、海外に長く滞在している患者さんをはじめ、いろいろな事情で通院できない方々から、「家に居ながら、身体をメンテナンスする方法があれば教えてほしい」という声が、多く聞かれるようになりました。


あらためて見ると現代社会では、身体の不調を感じていても、日々の忙しさを理由に、つい先送りしている人は少なくありません。

また、せっかく忙しい時間を割いて通院したとしても、時間とお金ばかりが費やされて、いつまで経っても完治できないのが実情ではないでしょうか。

頑張っている人こそ、自分の身体をいたわってほしい――。

そうした思いを込めて、自宅でもメンテナンスできるメソッドを考えました。

それが、2分程度でできる「ズボトレ」です。

ずぼらな人でもできるくらい、いつでもどこでも簡単にできるトレーニング。だから、略して「ズボトレ」です。

スキマ時間を活用するだけで、心身を整えていくことができると聞くと、一般的なストレッチを想像してしまうかもしれません。

しかし、それらと「ズボトレ」は、まったく異なります。

たいていのストレッチは、「肩がこっているので、肩をストレッチする」というように、痛みのある部分に目を向けてストレッチを行います。

しかし、根治療法の脳神経調整がベースになっている「ズボトレ」が目指すのは、局所的なものではなく身体全体の不調の改善です。

もちろん、身体の不調を完治させるには治療が必要となるケースがほとんどですが、「ズボトレ」を継続することによって、身体のメンテナンスはできますので、自律神経を整え、免疫力が向上します。

どんな大変な時代であっても、力強く、そして、明るい気持ちで生きていけるように。

本書が、ひとりでも多くの方の「自律神経調整＝免疫力向上＝生きる力」を高めるきっかけになればと願っています。

三上賢一

INDEX——目次

INDEX

SECTION 1

痛みやだるさは、解消できる

SECTION 2

今、やっているストレッチは逆効果?!

SECTION 3

どこに行っても治らなかった症状が改善

SECTION 4

ズボトレを始めよう!

SECTION 5

自律神経を集中的に整えたいときは「ズボトレ・プラス」

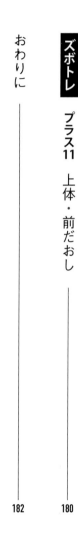

装丁　佐藤アキラ
イラスト　桜井勝志
本文デザイン・DTP――白石知美
　　　　　　　　　　安田浩也

SECTION 1

痛みやだるさは、解消できる

身体の不調は治せないもの？

朝からすでに、疲れている――。
やる気が出なくて、なかなか仕事にとりかかれない――。
休みになると、だるくてぐったり――。
長年、肩こりがひどくて、ちかごろは頭痛もひどい――。
最近、指先にしびれを感じるようになった――。

ほかにも、腰痛、不眠、イライラ、胃痛、身体の冷え、目の疲れ、さまざまなアレルギー……等々。

近年、身体の不調と一口に言っても、多種多様です。

そして、こうした不調を訴える人は年々増える一方で、なおかつ、いくつかの不調を抱えているという人がほとんどです。

しかも、働き盛りの世代にいたっては、仕事や家事を休むことなく、不調を抱えたままこれまで通り働き続けているのが実情です。

なぜ、多くの人々は、完治させずに働き続けているのでしょうか。

共通している最大の理由の1つは、ほとんどの人が、対処療法に頼っているからです。

わかりやすい例が、肩こりや腰痛です。

痛みを軽減させたいと思ったら、治療院などへ行ってマッサージを受けようと考える人は多いかと思います。

けれど、マッサージは、肩こりや腰痛の根本的な原因にアプローチする根治療法ではありません。

ですから、何度も通っても治すことができないのは、考えてみれば当たり前のことです。

それでも、マッサージに通い続けてしまうのは、忙しい時間のスキマを利用して、気軽に利用できるというハードルの低さも一因にあるようです。

もう1つ、「肩こりなんて病気ではないのだから、マッサージで何とかなるだろう」と、心のどこかで軽く考えていることも、理由としてあるのではないでしょうか。

しかし、そうやって軽く考えたために重症化してしまったケースを、私は何人も見てきました。そして、そのほとんどが、肩こりだけでなく、内臓の機能低下も引き起こしていました。

また、肩こりや腰痛で、症状が重いという自覚がある場合は、病院で治療してもらおうと考えると思います。

けれども、病院での治療もまた、対処療法です。そのため完治しない人も多く、私自身もまた、「はじめに」のところでお話したように、完治しなかった人の１人でした。

誰もが、完治させたくないわけではないと思います。

むしろ、痛みと共存する日常には早くピリオドを打ちたいでしょうし、貴重な時間を使うならば、完治する治療に使いたいと思うのが本音でしょう。

完治を目指すならば、対処療法ではなく根治療法を選択する必要があります。

私が行っている「脳神経調整」は根治療法ですが、痛みなどの原因に直接アプローチできるのは、あらゆる身体の不調は「神経」とかかわりがあることがわかっているからです。

痛み・しびれ・だるさ……。身体の不調と深い関係がある「神経」

人間の身体には、神経が、頭から手足の先にいたるまで網の目のように張りめぐらされています。

もし、神経が損傷してしまったら、私たちは、身体を動かせなくなってしまいます。

それくらい重要であるにもかかわらず、ほとんどの人が、神経が緊張状態や圧迫状態になっているのを見過ごしてしまっているのが現状です。

結果、メンテナンスすることなく放置しているのですから、世の中では、身体の不調を訴える人が後を絶たないのも無理はありません。

神経は、末梢神経と中枢神経に大きくわけられます。身体中に張りめぐらされた

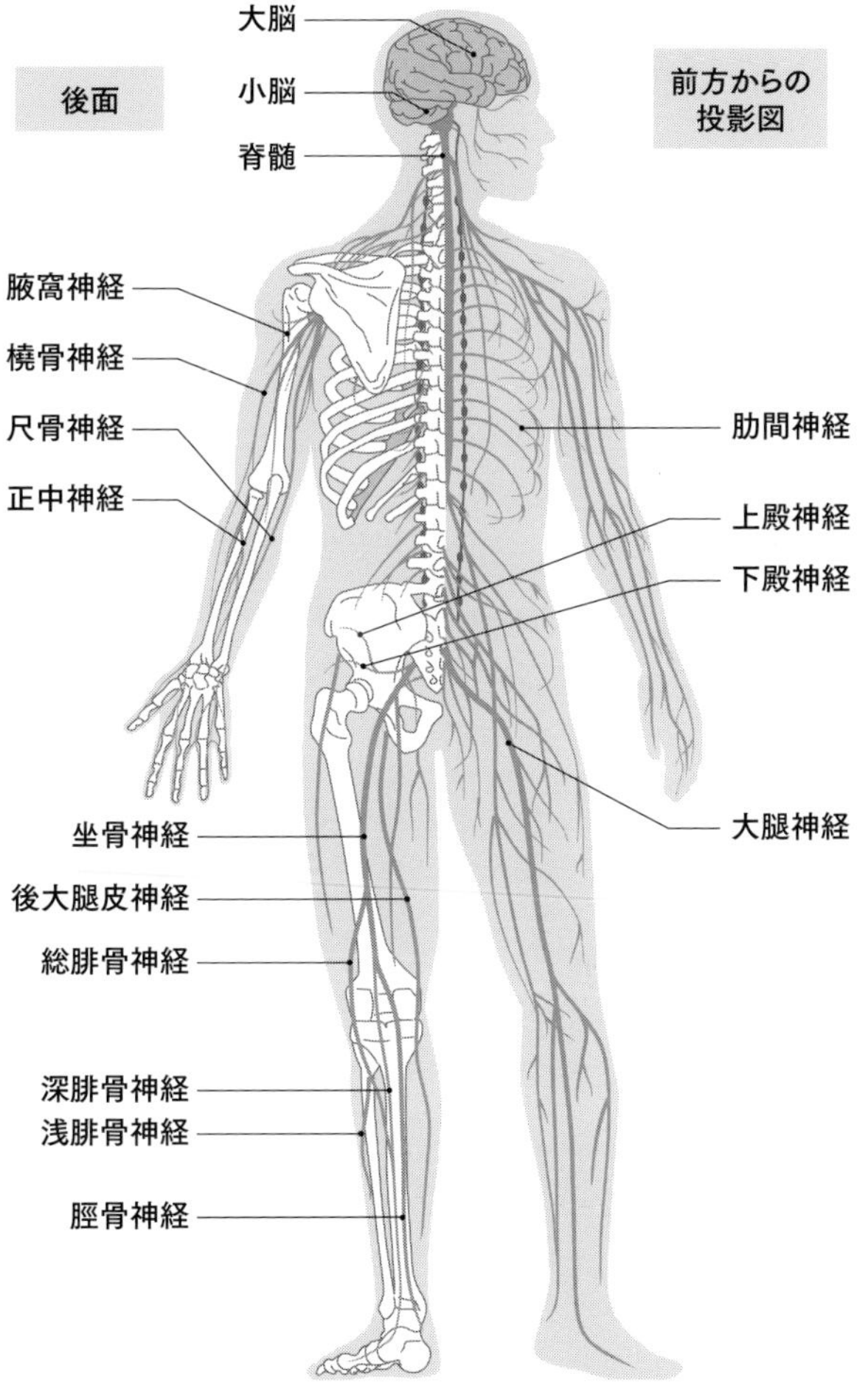

神経は、身体中に網の目のように張りめぐらされている。

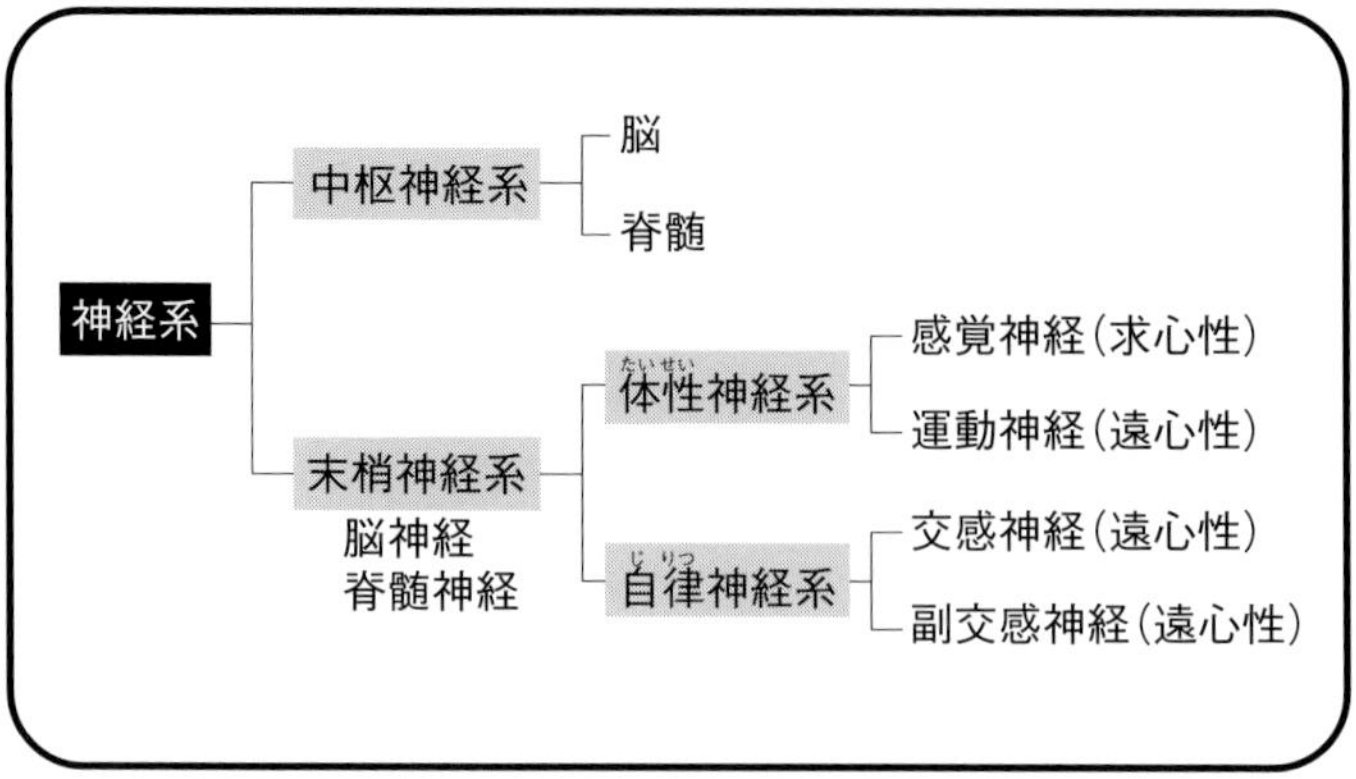

ネットワークは末梢神経。そこから集められた情報が集まったところが中枢神経です。

中枢神経は、脳と脊髄からなっています。そのため「脳脊髄」と言い換えられることもあります。多くの神経が集まっており、全身に指令を発信する、司令塔ともいうべき重要な役割を担っています。

そして、中枢神経からの指令を仲介する役割を担っているのが抹消神経です。末梢神経は、脳に出入りする脳神経と、脊髄に出入りする脊髄神経からなっています。

さらに、感覚器官で受け取った刺激を中枢神経に伝える感覚神経、中枢神経からの指令を運動器官（主に筋肉）へ伝える運動神経、臓器の運動や機能にかかわる自律神経（交感神経、副交感神経）があります。

身体の不調は「脳神経」が決める?!

根治療法である「脳神経調整」では、どのような治療をするのですかと、よく聞かれます。簡単に言えば、自律神経に代表される神経を整えるのが、脳神経調整です。整えることで、緊張状態や圧迫状態になっていた神経が、正しく機能するようになります。そして、神経が正しく機能すれば、身体全体を整えることができるので、不調が改善されるというメカニズムです。

つまり、身体中に発信される指令を仲介する役割を担う脳神経に、直接アプローチするわけですから、あらゆる身体の不調を根本から改善に向かわせることが可能なのです。

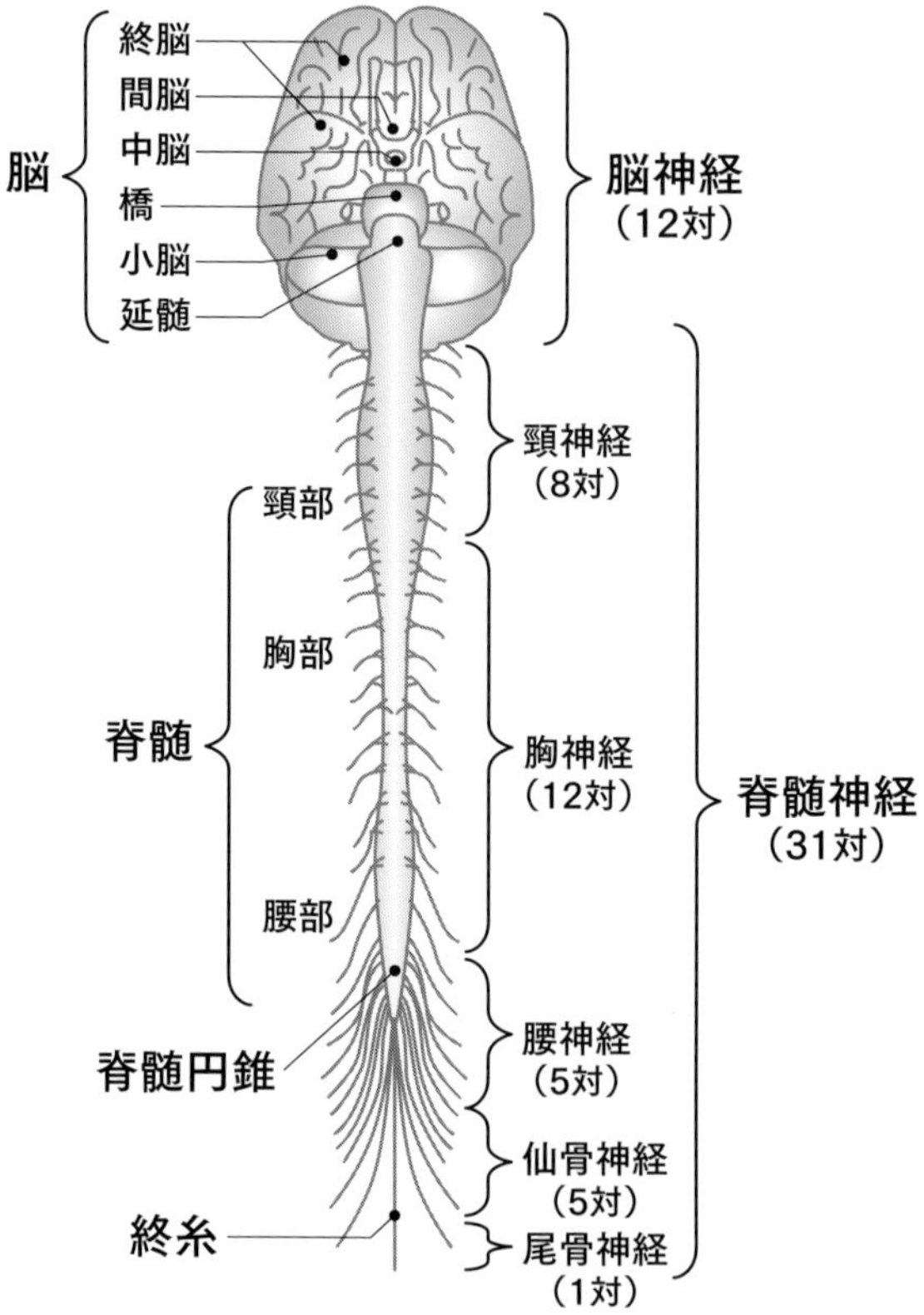

脳に出入りする脳神経と、脊髄に出入りする脊髄神経。身体が正常に働くための伝達役として重要な役割を担っている。

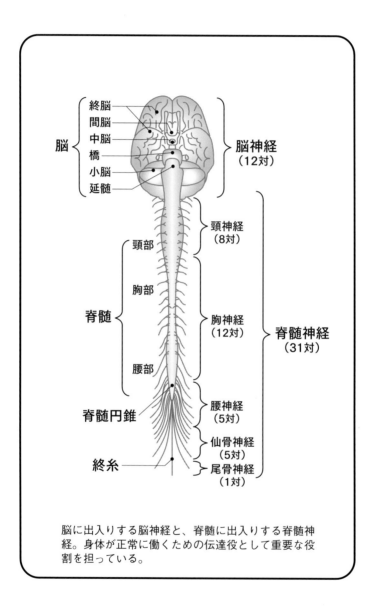

SECTION 2

今、やっているストレッチは逆効果?!

たいていの人は、身体が歪んでいる

神経が緊張状態になったり、圧迫状態になってしまう要因の1つに、身体の歪みがあります。

実際、私の治療院に来られる方のほとんどは、身体が歪んでいます。と言っても、私のところに来られる方々が、特別なのではありません。今の世の中、ほとんどの人は、身体が歪んだ状態にあります。

そして、この歪みが、だるさや疲れが慢性化するきっかけをつくったり、肩こりや腰痛を誘発する要因になっています。

そもそも人間は、ただ立っているだけでも、筋肉は疲労しています。それに加えて、私たちがなにげなく行っている動作には、多少なりともクセがあるので動けば動くほど、身体に歪みを生じてしまいます。

次ページの写真（上）は、脳神経調整をする前のものです。身体が大きく歪んでいるのがわかります。この人は右利きなので、右手で重たいバッグなどを持つ習慣があり、そうしたちょっとした日々の習慣が蓄積された結果、これほどの歪みになってしまったのです。

ちなみに、あらわれている症状としては、慢性的な左肩のこり、腰痛、浅い眠り、冷え性、花粉症。腰痛は特にひどく、立ち上がれなくなることもありました。

脳神経調整前。

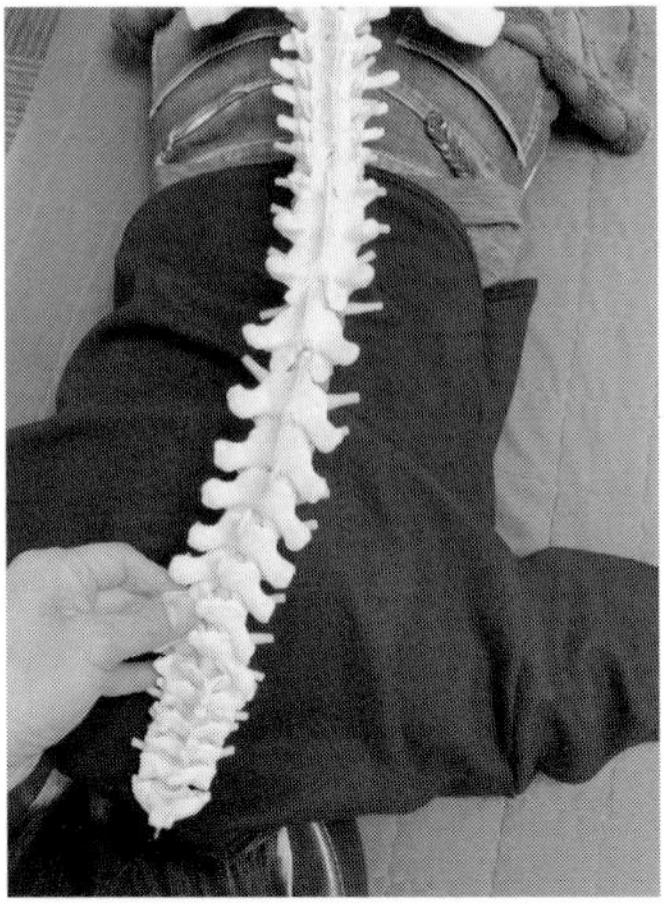

10分程度、脳神経
調整を行った後。
ほぼ正常な姿勢に
戻された。

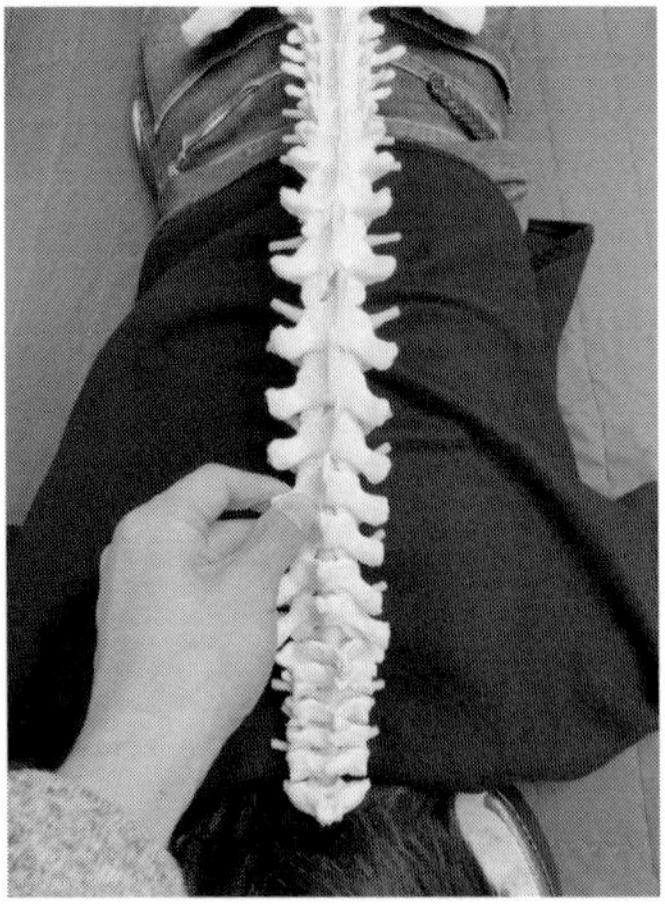

身体のために行っていることが、実は悪影響

私たち人間は、知らず知らずのうちに無理な動きをしています。

さらに近年は、パソコンでの仕事やスマートフォンの普及もあって、無理な姿勢を長時間してしまう人が増えています。

無理な動きや姿勢を続ければ、筋肉はどんどん硬くなってしまいます。それは、ゴムが劣化して硬くなり、伸び縮みできなくなった状態を想像していただくと、イメージしやすいかと思います。

硬くなった筋肉をやわらかくするためにストレッチをすすめられると思いますが、身体が歪んでいる状態でストレッチを行ったりすると、歪みをさらにひどくしてし

まうことがあります。

また、ストレッチを行う際、一般的にすすめられているのは、イタ気持ちいい状態にまで伸ばすストレッチかと思います。

しかし、こうしたストレッチのやり方を繰り返していると、症状をさらに悪化させる恐れもあります。

その理由は、痛いと感じた瞬間、筋肉は収縮して硬くなってしまうからです。

硬くなった筋肉を柔らかくするためストレッチを行っているつもりが、まったく逆効果のことを行っているわけです。

こうしたストレッチを続けた結果、筋を損傷し、私のところに来院した方もいらっしゃいます。

さらに事態を悪化させるのは、こうしたストレッチをした後に、筋トレをやってしまうことです。

筋肉が収縮した状態で、重いものを持ち上げるなどの大きな負荷を筋肉に与えてしまったら、筋肉は悲鳴をあげてしまいます。

筋の損傷などを引き起こす確率が高まるのはもちろん、現時点では重大な症状があらわれないとしても、数年間の蓄積で重症化をまねくケースは少なくないのです。


また、ウォーキングやマラソンも同様です。

人によって差はありますが、身体が歪んでいる状態では、歩くだけの負荷でも、歪みを悪化させてしまうことがあります。

ですから、ウォーキングよりも大きな負荷がかかるマラソンの場合、悪化させる可能性は、ぐんと高まってしまいます。また、マラソンでは、身体に長時間にわたってストレスを与えることになりますから、慢性的な炎症を起こしやすくなるというリスクもあります。


本来、伸ばしきる手前でやめることが大切なのですが、身体に負荷を与えた感じがしないと、「身体に良いことをした」という納得感を得られないという人は少なくありません。

そのため、たとえストレッチのような軽い運動であっても、つい身体に負荷がかかることを追い求めてしまいがちになります。負荷を求めるあまりに無理に伸ばしてしまうと、筋断裂（肉離れ）を起こすこともあるのです。

「身体に良いことをしている」という思い込みが、症状を改善するどころか悪化させてしまう理由の1つにもなっています。

多くの人は、不調の原因を勘違いし、治療を間違えている

身体のだるさなどのあらゆる不調だけでなく、肩や腰などのさまざまな痛みも、内臓の機能低下が原因として考えられるケースがあります。

代表的な例を、いくつかご紹介しましょう。

肝臓の機能が低下すると、右肩に痛みがあらわれることがあります。そのほか、股関節や膝の痛みとしてあらわれることもあります。

また、やる気が出ない状態が続いたり、ささいなことでイライラするのも、肝臓の機能低下が原因となっている場合があります。

胃腸の機能が低下すると、左肩に痛みがあらわれることがあります。ちょっとしたことでも疲れやすくなったり、疲労感が続くといった不調は、胃の機能の低下が原因となっている場合があります。

腎臓の機能が低下すると、腰痛があらわれることがあります。むくみの症状があらわれたり、耳鳴りが起こったり、白髪が増えたり、抜け毛が増えることも、腎臓の機能低下と関わりがあります。

冷え性や不妊症も、腎臓の機能低下が原因となっている場合があります。

こうした内臓の機能低下では、症状の進行具合にもよりますが、X線などで内臓を撮影しても、病名をつけるような状態に悪化していないケースが少なくありません。

そのため、たとえ病院に行っても、場合によっては「内臓は正常です」と診断されることもあります。

一方、肩や腰に痛みがあらわれている原因が、身体の歪みや内臓の機能低下にあるにもかかわらず、おしたり、もんだり、たたいたりという治療で終始してしまう人は少なくありません。

さらには、「弱いマッサージだから効かない」「定期的に行わないと効果が出ない」と決めつけて、より強いマッサージや治療に通い続ける人がいます。

そして、最悪のケースでは、病院に通い続けた挙句、手術までする人もいらっしゃいます。

内臓の機能低下予防と免疫力アップ

なぜ、このような治療が一般的に行われているのかと言えば、病院で行われる保険治療は、基本的に痛みのある場所を治療しなければならないことになっているからです。

さらに、通常は健康保険で診療してもらう場合、1人の患者に対して1症状か2症状しか保険診療と認められないことも、起因していると考えられます。

実際には、身体の歪みや内臓の機能低下といったさまざまな原因が複数重なったために、肩こりや腰痛、さらには、日常的なだるさや疲れとしてあらわれます。

身体は確かに不調を訴えているにもかかわらず、対処療法を選ぶしか手段がないのが実状ではないかと思います。

身体の不調の原因そのものを治療する「脳神経調整」では、表面化している肩こりや腰の痛み、だるさや疲れなども、おのずと改善されていきます。

そして、免疫力もアップします。免疫をあげるには、代謝を上げて血液が円滑に流れる身体をつくること、自律神経のバランスを整えることがポイントですが、「脳神経調整」では、これらを重点的に行うことができます。

もちろん、内臓の機能低下も改善されますから、内臓が重症化することを未然に防ぐことにつながります。

SECTION 3

どこに行っても治らなかった症状が改善

どのような症状が「脳神経調整」で改善されるのかを、実際に私の治療院で完治した患者さんたちの声をもとに、ご紹介します。

事例1

不調を先送りして、悪化させてしまった

Aさん(40代・男性)は、IT系企業の社長として、毎週のように海外出張に出かけるほど、精力的に仕事をこなしていました。

一方で、慢性的な肩こりと腰痛を抱えており、また、日常的に疲れとだるさを感じていました。

けれども、「仕事が忙しいのだから、多少、疲れがたまるのは仕方がない」と、Aさんは自分に言い聞かせました。

ときには、「肩こりと腰痛に悩んでいるのは、自分だけじゃない」と考え、あまり問題視しないように自らを納得させてもいました。

Aさんは、知らず知らずのうちに、身体の不調と向き合うことを避けていたのです。

とはいえ、何もしなかったわけではありません。

肩こりや腰痛の痛みが気になる度に、治療院に出かけ、マッサージを受けていました。

マッサージをした直後は、一時的に身体がラクになりますが、すぐにまた以前のように痛みを感じるようになります。


結局、忙しい合間をぬってマッサージに行く、という生活を続けること約1年、Aさんの肩こりと腰痛はよくなるどころか、どんどん悪化してしまい、ついには頭痛も起こるようになりました。

それでもAさんは、いま通っている治療院のマッサージが自分に合っていないのだろうと考え、治療院を変えてみます。しかし、改善させることはなく、複数の治療院を渡り歩くこと3年……。

とうとう、肩こり、腰痛、頭痛のせいで、夜も眠れなくなるようになってしまいました。

日中は、だるさと疲労感で、仕事は思うようにできず、精神的にも追い詰められていたAさんは、知人の紹介を通じて私の治療院を訪れます。

そのときのAさんは、怒ったような表情を浮かべ、イライラと落ち着きのない様子でした。私は一目見て、心身ともにギリギリの状態なのがわかりました。

いいえ、私でなくとも、たいていの人は「イライラしていて、つらそうな感じだなあ」という印象を受けたと思います。

Aさんを診ると、肩こり、腰痛、頭痛、倦怠感といった自覚のある症状のほかに、腎臓と肝臓の機能もかなり低下していました。

ここまで悪化しているのですから、そうとう辛かったはずです。イライラしてしまうのも、無理はありません。

Aさんを苦しめていたさまざまな痛みや内臓の機能低下は、脳神経のバランスを調整することで改善に向かいました。

と同時に、免疫力もアップしていきました。免疫は15歳までにできあがり、それ以降は落ちていくと考えられています。年をとるほど免疫力は低下しますから、自分の意識と努力で維持していかなければいけないものになります。前述したように、脳神経調整は身体の代謝をあげて自律神経のバランスを整えることができるので、免疫力アップを促すのです。

体調が悪いとわかっていながら、仕事を続けてしまう人が多い

来院当初、苦痛に顔をゆがめていたAさんでしたが、「脳神経調整」を行うと、痛みやだるさから解放されていきました。

今では、表情もやわらかくなり、話をしていると自然に笑顔もこぼれます。

そして「身体が軽くなったおかげで、やる気が出てきた」と言って、生き生きと仕事に打ち込めるようになりました。

Aさんの事例を読んで、「自分も同じ」と感じた人は多いのではないかと思います。

実際、たいていの人はAさんのように、マッサージで気晴らしをしながら、日々

のだるさや疲れは見て見ぬふりをしてしまいます。

だるさや疲れだけではありません。例えば、「今年は花粉症がひどい」「今年になって急に花粉症になった」「口内炎がよくできるようになった」「最近、風邪をひくことが多い」といった体調の変化があっても、見て見ぬふりをしてしまう人がとても多いのが現状です。そして、Ａさんもそうでした。

なぜ、Ａさんは、こんなに悪化するまで放っておいたのでしょう。

その最大の理由は、今まで通り仕事を続けることができたからです。

いつもやっていることなら できてしまう

多くの人がそうであるようにAさんの場合も、私のところに来たきっかけは、「これまでのように、仕事ができなくなった」という状態になってからでした。

それまでは、多少はキツイと感じることはあっても、仕事ができないほどではなかったため、今まで通りの生活を続けてしまったのです。

多少キツイと感じながらも仕事を続けてしまったのは、Aさんが特別に根性のある人だったとか、人の数倍も我慢強い人だったということではありません。

仕事はいつもやっていることだから、できてしまうのです。それは、海外出張にしても、同じことです。

ルーティンワークのように繰り返してきたことであれば、他人から見たら大変そうなことでも、難なくやり遂げることができたりします。

そのためAさんは、「肩と腰は痛いし、毎日だるくて疲れも感じるけれど、仕事ができないほどではない。だから、心配することはないだろう」と軽く考え、心と身体が大変な状態になっていることを見逃してしまったのです。

これは、仕事に限らず、子育てや介護、勉強などでも同じことが言えます。

そして、ほとんどの人が、Aさんと同じように、大変な状態になっていることを見逃しているのが実情です。

例えば旅先での体調不良は、身体からのサイン

私たちが、身体の異常に気づくチャンスがないわけではありません。

例えば、「休みの日に、リフレッシュしようと思って旅行に出かけたら、かえって疲れてしまった」という経験はありませんか。

これは、いつもと違う行動をしたことに対し、心と身体が対応できるだけの元気がなかったためです。


けれども、たいていの人は、「移動が多かったから、疲れてしまったんだろう」と、軽く考えてしまいがちです。

また、「観光客が多くて、人疲れしたのかもしれないな」と、ありがちな理由を

みつけて、自分を納得させてしまうかもしれません。

そして、翌日、仕事に復帰すると、なんとなくだるさは感じてはいるものの、仕事はそれまで通りにできてしまうと、旅先で疲れたことなど忘れてしまいます。

そんなふうに思ってしまうのは、ある意味、仕方のないことだと思います。

誰だって、自分の身体がかなり悪化しているなどと想像したくはないですから。

その結果どうなるかと言えば、仕事や生活に支障が出るほどに体調が悪化してから、ようやく「大変なことになっている」と気がつくのです。

実は私も、そうでした。

数年前、1日に何十人もの患者さんを診るという働き方を続けているうち、立ち上がれなくなってしまったのです。

そのときは、自分で脳神経調整を行ってなんとか回復することができましたが、「心身の叫びを聞き逃してはいけない」ことと、「日々のメンテナンスを怠ってはいけない」ことを、肝に銘じたできごとでした。

本書を手に取った皆さんは、自分の身体がサインを発信している今こそ、日々のメンテナンスを始めるチャンスだと前向きにとらえてみてください。

例えば、自分でもできる免疫力アップには、食生活、睡眠、適度な運動、禁煙、発酵食品をうまく取り入れ腸内環境を整えることなど、いろいろあります。それらの情報は、インターネットでも手軽に入手できるので、ぜひ取り入れていただければと思います。

その際、本当の意味での免疫力アップは自分ひとりではどうにもならない部分もありますから、身体の営みをよくすることを考えることがとても重要になります。

事例2

ストレスが溜まっていると気づかない人は、意外に多い

ストレスが、身体の不調を悪化させてしまうことはよくあります。

しかし、ストレスは目に見えませんから、「ストレスが溜まっている」という自覚がない人は少なくありません。

地方都市で、不動産会社の社長を務めるBさん（50代・男性）も、そうした1人でした。

私のところへ来たときは、Bさんは、左手が上がらない状態になっていました。上がらなくなったのは突然ではなく、2、3年前から、肩の上がりにくさを感じていたそうです。

けれども、「50代だから、いわゆる五十肩というものだろう」と決めつけていたBさんは、近所の治療院へ通い、定期的にマッサージを受けました。

しかし、症状はいっこうに改善されません。

そこで、口コミなどで評判がよい治療院を探して通院したのですが、そこでもいっこうに改善しませんでした。

そして、ついには左肩が上がらなくなってしまったのです。

痛みも相当ひどくなっていたBさんは、仕事に集中できないことが多くなりました。「社長の私が仕事に集中できないようでは、会社経営に支障をきたしてしまう」と、危機感を抱き、「病院で、しっかり検査してもらおう」と思い立ちます。

整形外科を訪れて診察してもらうと、医師から告げられたのは、「手術しなければ治らない」という最終宣告のような一言でした。

「手術だけは、絶対に避けたい」と悩んだ末、Bさんは、手術をせずに治してくれる治療家を必死に探します。そうして、私のところへたどりつきました。

Bさんの左肩が上がらなくなった根本的な原因は、ストレスでした。しかも、Bさんの神経は、極度の緊張状態におちいっていたのです。

とはいえBさんには、大きなストレスを感じるような特別な出来事があったわけでありません。長年にわたって、日々のストレスが積もり積もっていたのです。

そうして蓄積されたストレスの重みに耐えかねた結果、左肩が上がらなくなるという症状にあらわれたのでした。

Bさんに限らず、私たちは日々、大なり小なり何らかのストレスを受けています。

それをうまくかわせる人もいますが、ストレスを受け取って、知らず知らずのうちにため込んでしまう人のほうが多いのではないでしょうか。

Bさんのように自覚できないまま、ストレスが原因となって身体の不調を悪化させている人は、とても多いように思います。

ストレスが原因で起こる主な身体の不調

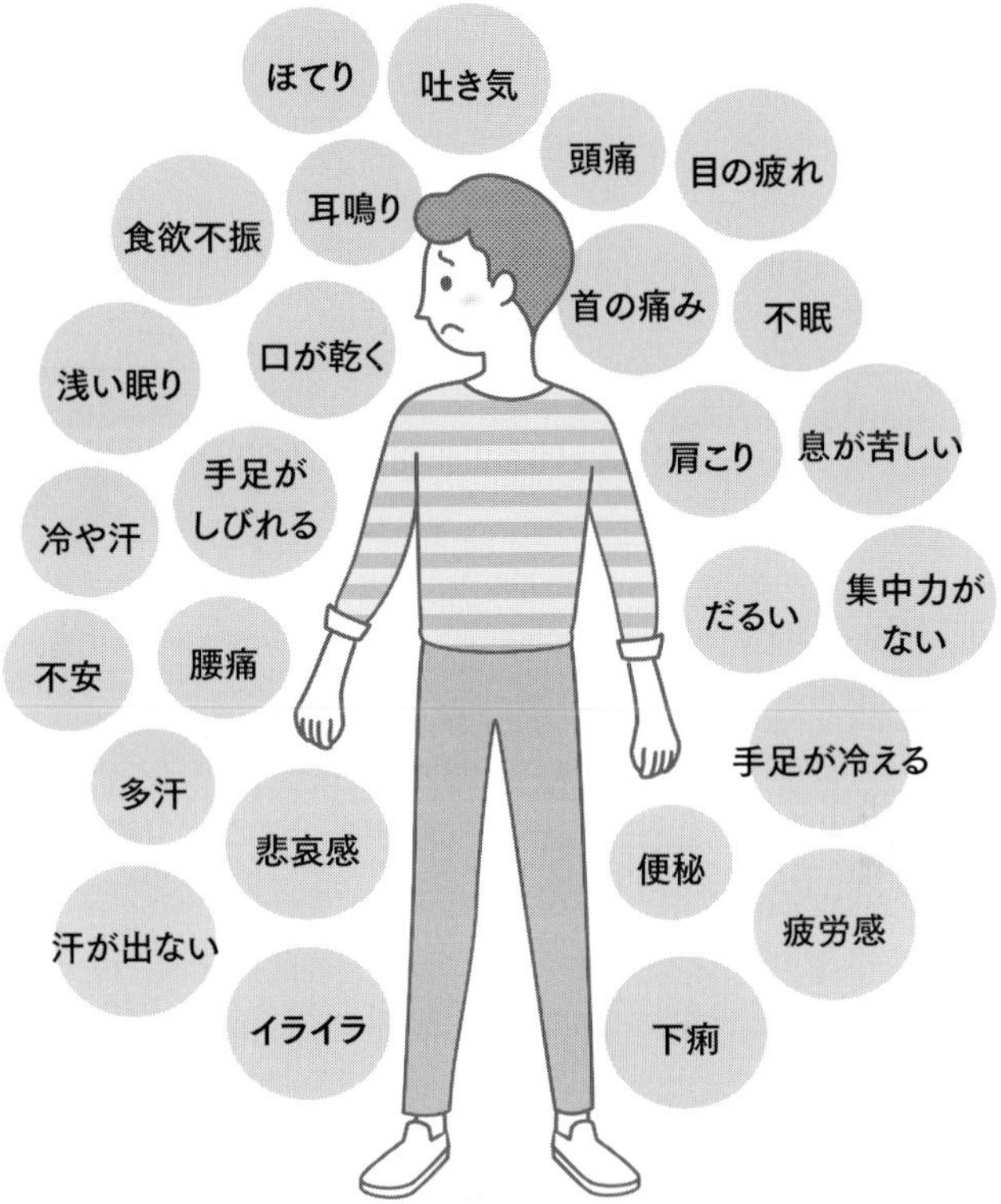
ほてり
吐き気
頭痛
目の疲れ
耳鳴り
食欲不振
首の痛み
不眠
口が乾く
浅い眠り
肩こり
息が苦しい
手足がしびれる
冷や汗
だるい
集中力がない
不安
腰痛
手足が冷える
多汗
悲哀感
便秘
疲労感
汗が出ない
イライラ
下痢

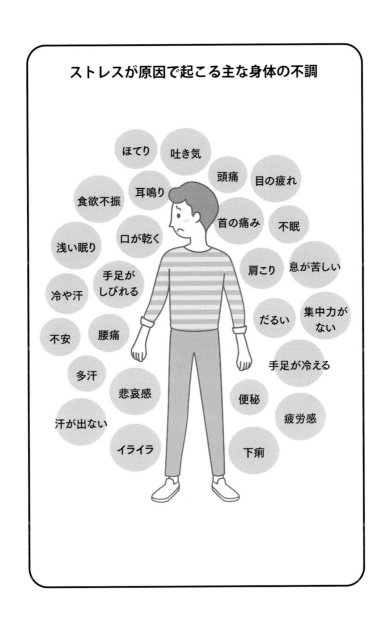

ストレスはあって当たり前と考えて対応していく

厚生労働省では、ストレスについて調査を行っています。平成29年の調査によると、6割に近い人が仕事や職業生活が強いストレスになっていると感じることがあると回答しています。

また、ストレス要因については、最も回答率が高かったのは「仕事の質・量」でした。

ワークライフバランスが進められていますが、現実には、改善が難しい職場や仕事が多いのではないかと思います。

また、改善されたとしても、テクノロジーの進化やグローバル化などにより、いろいろな仕事が複雑化しているようにも感じます。

こうした現実社会では、ストレスを回避するのは至難の業です。ストレスはあって当たり前と考えて、日々のメンテナンスを行うなどの対応をしていくほうが、得策ではないでしょうか。

Q　仕事や職業生活が、強いストレスとなっていると感じることがありますか？

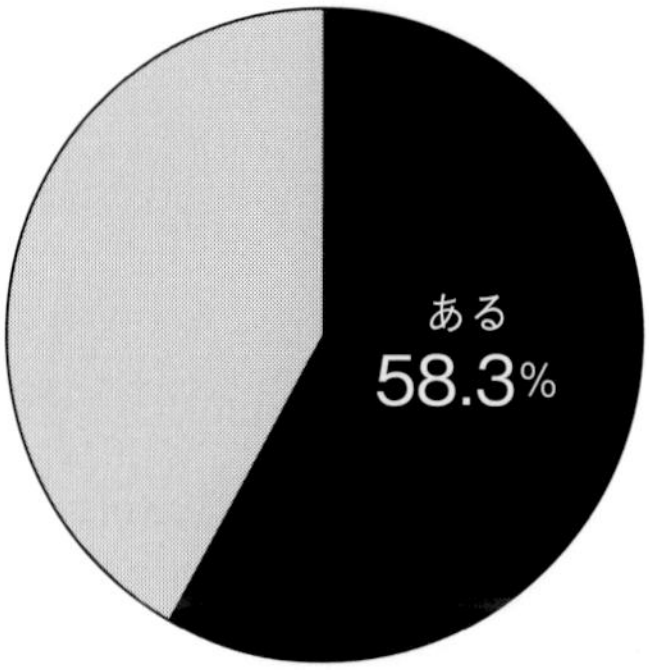

強いストレスの内容
（※主なものを３つ以内回答）

仕事の質・量	62.6%
対人関係	30.6%
役割・地位の変化等（昇進・昇格・配置転換等）	23.1%

出典：『厚生労働省』平成29年労働安全衛生調査（実態調査）

事例3

知らない間に、身体の中は飽和状態になっている

ネット系企業の社長を務めるCさん（50代・男性）は、趣味のマラソンを日課とするスポーツマンです。日頃から、健康にも気をつかっており、体力にも自信がありました。

いつものようにマラソンをした翌日のこと、Cさんは、足を床に着くだけで、強い痛みを感じました。

すぐに、整形外科に行って診察してもらい、X線を撮りましたが、画像にはヒビが入っていません。

足をひねったわけでもないので、はっきりした原因がわからないまま、とりあえ

ず痛み止めの注射をしてもらいました。

痛みはいったん感じなくなったので、ほっとひと安心し、またいつもの日常に戻りました。


ところが、数日後、再発してしまいます。

そして今度は、夜、眠っていると足が痙攣し、その痛みで目が覚めてしまうようになってしまいました。


睡眠中の痙攣は毎晩のように起こり、毎日、睡眠不足。

そして日中は、歩くだけでも痛む足……。

こんな日常が続くようになり、別の整形外科でも診てもらいましたが、原因はわからず、痛み止めの注射や薬を処方されるだけでした。


私のところに来たときのCさんは、疲れ果てた様子でした。

睡眠不足と慢性的な痛みと格闘し、その原因がわからないわけですから、無理もありません。

しかも、痙攣を起こすほどの不調が、身体にあらわれていたCさんは、内臓にも大きな負担がかかっている状態。特に、弱っていたのが、腎臓です。

Cさんのケースでは、そもそも身体の歪みが、身体の不調を引き起こした大きな要因でした。

歪んだ状態でマラソンを続けるうちに、身体の歪みが悪化していったのです。そこに、仕事のストレスも加わり、Cさんの身体のなかは飽和状態になってしまいました。

Cさんの身体をグラスにたとえるなら、水はいっぱいに注がれていて、今にもこぼれそうな状態でした。

Cさんにしてみれば、「日課であるマラソンをしただけなのに、なぜ、足がこん

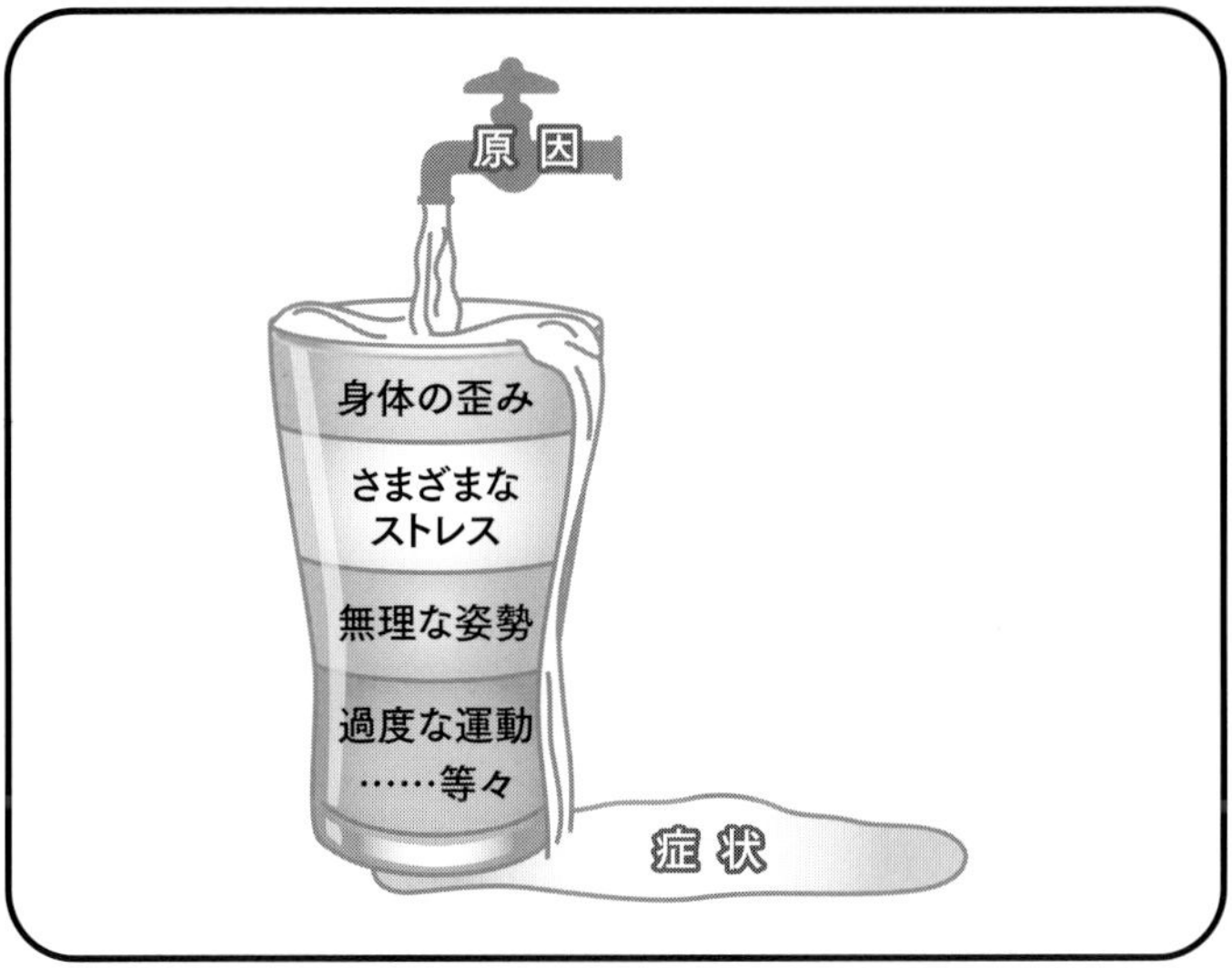

なに痛むんだ?」と不思議で仕方がなかったのですが、Cさんの身体からすれば「もう限界だ! ちょっとでも入れたら、あふれてしまう!」という危機的状況だったのです。

そのため、日課のマラソンをしただけで、「足の痛み」という症状として一気に外にあふれだしたのでした。

ビジネスで成功しても幸福とは限らない

3つの事例を紹介しましたが、3人とも会社を持つという夢を実現したうえ、事業はとても順調です。

しかし、

「身体は、いつも、なんらかの痛みを感じている」

「睡眠不足で、身体はだるい」

「眉間にシワを寄せ、苦痛に顔をゆがめ、笑顔はない」

「イライラして、つい周りにあたってしまう」

という人を見て、「幸せそうだ」とは思えませんよね。

3人ともビジネスにおいての成功を手に入れたはずなのに、私のところにきたころの彼らは、あまり幸せそうではありませんでした。
何より彼ら自身が、自分のことを幸福だと思えない状況でした。むしろ、「なんて不幸な目にあってしまったんだ」と、苦しみを感じるほどだったのです。

そんな彼らが、私のところで治療を受けて身体がラクになると、表情も明るくなり、笑顔が自然とこぼれるようになりました。そして、「仕事もプライベートも、心から楽しめるようになった」と、現在の様子を伝えてくださっています。
その様子は、見るからに幸福に満ちています。

この3人に限らず、患者さんたちの幸福そうな姿を見るたびに、身体の不調は幸福度を左右しているのだと、つくづく実感します。

事例4

身体の不調が性格を変えてしまう

身体のつらさを放っておくと、性格も変わってしまい、周りとの関係が悪くなってしまうこともあります。

Dさん（30代・女性）は、結婚して家庭を築き、夫と2人暮らしです。電車で30分ほどのところにある実家には、両親と祖母が暮らしていましたが、高齢の祖母が、介護が必要な状態になってしまいました。

Dさんの両親は働いているため、専業主婦のDさんが、祖母の介護を任されることになりました。

Dさんにとっては、大切で大好きな「おばあちゃん」ですから、祖母の介護はすすんでうけあったと振り返ります。

そして、他人に任せたりせず、祖母の介護を自分だけでやることに決めたそうです。

介護を始めたころから、祖母は、左手を動かすのが困難でした。

1人で歩くことができない状態でしたから、着替えや食事介助、さらにはトイレに連れて行くことも、Dさんがすべて行いました。

そのため、朝から夕方までの滞在中、まったく目が離せません。

両親が帰宅してから自宅に戻ると、今度は夫の食事の支度など、自宅の家事をこなします。こうした生活を続けているうち、肩こりと腰痛に悩まされるようになりました。

それでも「介護をしているのだから、肩こりと腰痛は、仕方ないか」と受け入れます。そして、「マッサージをすれば、治るだろう」と考え、治療院に通ってマッサージを受け続けました。

しかし、改善されないどころか、5年ほどたった頃には、腰痛が悪化。歩くのもしんどい状態になっていました。

そのうえ、身体はへとへとなのになかなか寝付けず、眠っても夜中に何度も目を覚ますようになっていたのです。

根本的な原因を見逃すと心の病を発症するケースも

ともかく腰の痛みをなんとかしたかったDさんは、整形外科に行き、痛み止めなどの処置をしてもらいます。しかし、整形外科の医師から、思いがけず、心療内科の受診をすすめられました。

Dさんから睡眠の状況を聞いた整形外科の医師は、身体の痛みを改善するには、心の問題を解決する必要があると考えたとのことでした。

もしかしたら、診察した際のDさんの様子を見て、心療内科を受診する必要性を感じたのかもしれません。

それくらい、当時のDさんは、感情がない人のように無表情だったからです。

このころのDさんと初めて会った人は、「無口で暗い性格の人」という印象を受けると思います。しかし、もともとは明るくて、外向的な人でした。

心療内科を受診すると、鬱の初期症状と診断されました。処方された薬を飲んでいると「ちょっと、ラクになったかな」と思えたそうですが、身体のだるさや疲れはいっこうにとれません。しかも、肩こりと腰痛は相変わらずで、そのうち、何をやるにもしんどくなってしまいました。

私のところに来たときのDさんは、能面のように無表情でした。診察すると、身体中の神経が極度の緊張状態になっていました。治療を受けて身体がラクになっていくと、Dさんの表情に変化があらわれました。顔のこわばりがとれ、笑顔で会話できるようになったのです。

Dさんは今も祖母の介護を続けていますが、体調がよくなった今では、自分の生活も楽しむ心のゆとりが生まれてきたそうです。

身体がだるかったり、疲れていたり、どこかに痛みを感じている状態では、イライラしてしまうのは、ごく当たり前のことです。

決して、心が狭いとか、器の小さい人間だとか、あなた自身に問題があるのではありません。

痛みというのは、あくまでも表面にでているもので、原因はほかにあるのです。そうとは気づかず、痛みがあるところを治すことに気持ちが向いてしまい、根本的な原因を放置してしまうことが問題なのです。

鬱症状のサイン

【行動などにあらわれるサイン】

●意欲がわかない

●疲れやすい

●集中力が低下した

●思考力が低下した

●作業効率が落ちた

●今まで楽しかったことが楽しめない

●ささいな他人の言動で、自分を責めてしまう

●沈んだ気持ちになって、それが続いてしまう

など

【身体にあらわれるサイン】

●腰痛、肩こり

●身体の節々の痛み

●締めつけられるような頭痛

●食欲不振

●胃の痛み

●発汗

●息苦しさ

など

事例5

不調が続くと周囲から孤立しかねない

不調を放置してしまうと、自分自身が肉体的にも精神的にも苦痛なだけでなく、周りとの関係もぎくしゃくしてしまう例を見てみましょう。

フリーランスでIT系の仕事に携わっているEさん（40代・男性）は、自宅が仕事場を兼ねています。

家には奥さんと3才の子供がいますが、Eさんは仕事が忙しいので、仕事場にしている自室にこもりきりです。食事もそこそこに、仕事に取り組む毎日でした。

奥さんとはほとんど会話はなく、子供と遊ぶことなど皆無。

それどころか、少しでも思い通りにならないことがあると、奥さんや子供に当たり散らします。

そんなお父さんに、子供は近寄ろうとはせず、奥さんとも距離が生まれてしまいました。

イライラの最大の要因は、腰の痛みでした。

Eさんは、会社員時代から腰痛がありましたが、フリーランスになってから症状が悪化。このころは、整形外科で定期的にブロック注射をしてもらい、一時的にでも痛みを遠ざけ、身体をだましだまし仕事を続けていたのです。

フリーランスですから、自分が休んだら、代わりにやってくれる人がいません。しかも、一度でも仕事を断ったら、次の仕事が来なくなってしまうのではないかという不安もあって、依頼される仕事はすべて受けていました。

実はこのハードワークによって、かなりのストレスが蓄積されていたのですが、当時のEさんには、自分を思いやる余裕などまるでありませんでした。

毎日、ベッドに入る寸前までパソコンに向かっているのですから、心身の緊張は続いたままです。眠ろうとしても思うように眠れず、眠れたとしても常に浅い眠りで、ぐっすり眠った爽快感とは無縁の毎日でした。

疲労は蓄積され、さらには、腰の痛みも定期的に襲ってくる……。

それでもパソコンに向かい、仕事と向き合う日常のなかで、Eさんの心はどんどんすさんでいきました。

気が付けば、いつもイライラし、ちょっとでも子供が泣いたりするだけで、「うるさい！」と声を荒らげるようになっていたのです。

私のところに来たときは、神経がかなりの緊張状態になっていたのはもちろんのこと、心臓にも影響がでていました。

「脳神経調整」で身体を整えて根本的な原因を解決すると、腰の痛みもとれたEさんは、イライラもすっかりおさまりました。

表情も穏やかになって、今では家族そろって遊びに出かけるほど、家族との関係も良好だそうです。

近年の研究では、幸福な人ほど長生きする傾向があるとも言われています。なぜなら、幸福な人ほど、血管の健康状態が良くて、高い免疫力を持っているからだそうです。

「健康な人は幸福」「幸福な人は健康」と、言えそうですね。

つながっている心と身体を、ズボトレでメンテナンス

SECTION1でもお話ししましたが、神経は全身にはりめぐらされ、そして、つながっています。

神経が圧迫されると、身体の不調があらわれやすくなります。繰り返しになりますが、根本的な原因は神経にあるわけですから、「脳神経調整」を行うことによって、神経が正しく機能するように整えることができます。

忘れてはいけないのは、痛みは、「正常に戻してください」というサインです。身体の弱い部分に、痛みとしてあらわれているのです。

本書で紹介した事例のように、「これくらい大丈夫」と軽く考え対処療法を続け

たり、問題を先送りしてしまうと、取り返しのつかない事態になりかねません。

また、心と身体はつながっています。身体が痛いときは、気づいていないだけで、心も疲れているのです。自分の弱さを認めるのはいやなものですが、自分の身体や心の「声」に気づいてあげられるのは、あなた自身しかいないのです。

毎日のメンテナンスをおこたらず、自分にフォーカスするようになると、自ずと免疫力があがっていきます。

自宅に居ながら、自分の身体を自分の力でメンテナンスできるのが、本書で紹介する10種類の「ズボトレ」です。

「ズボトレ」は、一般的なストレッチとは異なります。

例えば、10種類のなかには肩を動かすものもありますが、それだけが肩こり解消に効果を発揮するストレッチではありません。

対処療法ではなく根治療法である「脳神経調整」がベースですから、「ズボトレ」をトータルに行うことで、身体を整えていきます。結果、痛みとして現在あらわれている肩こりや、自律神経の乱れが原因と言われるさまざまな不調も解消されていくのです。

もちろん、相当悪化している場合は治療が必要ですが、現在あらわれている痛みや不調の改善、悪化抑制などに効果的です。

では、さっそく「ズボトレ」を始めてみましょう。

SECTION 4

ズボトレを始めよう！

ズボトレの実践法

ズボトレは、全部で10種類。いつでも気軽にできるから、忙しい人はもちろん、どなたでも続けやすいのが最大の特徴です。

始めるにあたって、より効果的に続けるポイントをお伝えします。

●ズボトレは、1日1回でもOK

10種類のズボトレを、1日に1回行うだけでもOKです。もちろん、時間に余裕があれば、たとえば朝1回＋夜1回やっていただくと、より効果的です。

とはいえ、無理は禁物。大切なのは、毎日、続けることです。

●まとめて行わなくてもOK

一度に10種類をまとめてできない場合は、分けて行ってもかまいません。1種類が1、2分とわずかな時間で行えるので、ちょっとしたスキマ時間を利用して気軽に続けてください。

また、順番は変えてもかまいませんが、ズボトレ1「フット・アップ」は、現時点での身体の動きにくさを確認することができるので、最初に行うことをおすすめします。

また、ズボトレ10「背中丸め」は、クールダウンの効果もあるので、最後に行うことをおすすめします。

●刺激を与えていると意識

ズボトレで身体を動かすときは、「刺激を与えている」と意識してください。意識するかしないかでは、蓄積される効果に、あとあと大きな差が生じることになります。

とはいえ、力を入れて強い刺激を与えるのはNG。リラックスして行うほうが、効果を高めることができます。

●呼吸で免疫力を高める

リラックスするためにも、深い呼吸を意識してください。

鼻から、7秒くらいかけてゆっくり息を吸う。口から、7秒くらいかけてゆっくり息を吐く。これが基本です。

そして、この機会にぜひ「腹式呼吸」を覚えてください。

次の「腹式呼吸」で詳しく紹介しますが、深い呼吸は体全体の血流を良くし、自律神経のバランスを整えるので、免疫力アップをもたらします。

ズボトレで、腹式呼吸を習慣化しよう

身体や心の緊張状態を解きほぐすのに、深呼吸が効果的であることはよく知られています。

ストレッチやウォーキングなど、リラックスすることが目的の1つである運動を行うときでも、神経が緊張状態になっている人は少なくありません。

しかし、呼吸を意識することで、神経の緊張をコントロールすることができます。

呼吸法には、大きく分けて胸式呼吸と腹式呼吸があり、多くの人がふだん行っているのは胸式呼吸で、浅く、短い呼吸になりがちです。

一方の腹式呼吸は、胸郭（肋骨などからなる籠状の骨格）をなるべく動かさず、横隔膜を上下させることにより呼吸します。自律神経を調節したり、全身の筋肉をゆるめることができるなど、いろいろな効果をもたらします。

胸式呼吸

肋間筋と横隔膜により空気を取り込みます。ふだん行っている呼吸で、特に女性に多いと言われています。

腹式呼吸

主に横隔膜の上下を使って、空気を取り込みます。胸はあまり大きく膨らまないので、肺に負担が少ないと言われています。

ズボトレを行うときには、腹式呼吸を意識しましょう。

誤解されがちなのですが、腹式呼吸は深呼吸ではありません。ですから、深く吸わずに普通の呼吸で、横隔膜を使うのがポイントです。

なれないと難しいかもしれませんが、息を吐くことに意識を集中すると、自然に

胸式呼吸

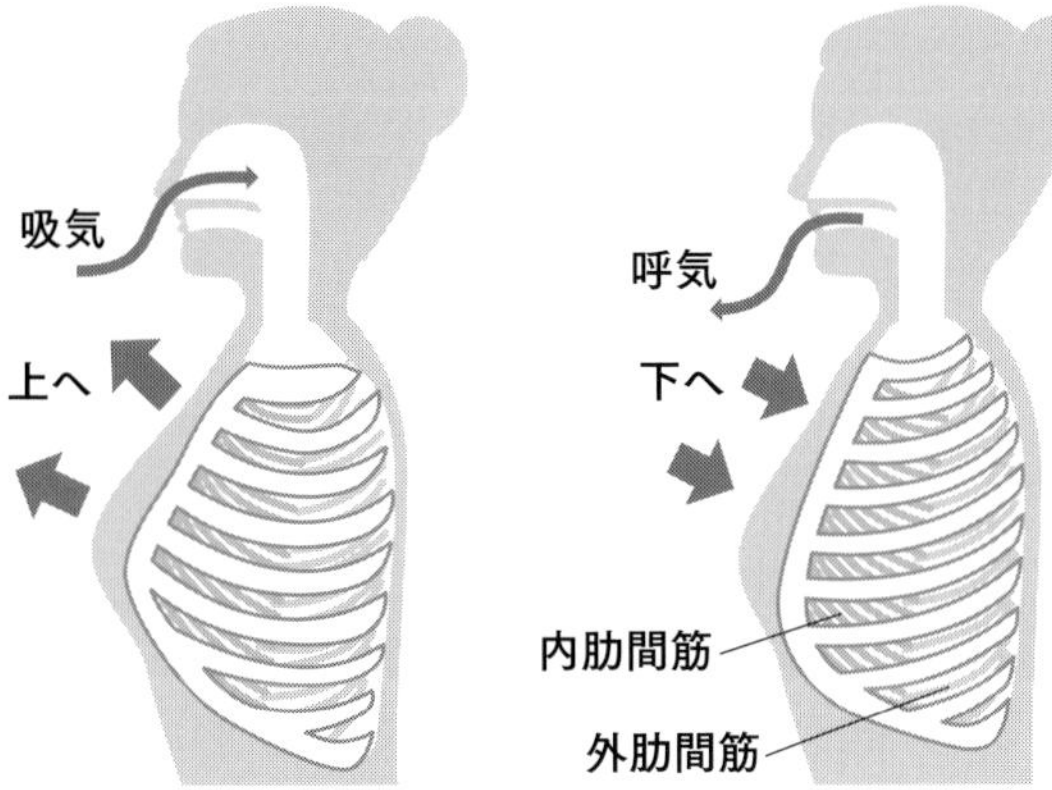

腹式呼吸

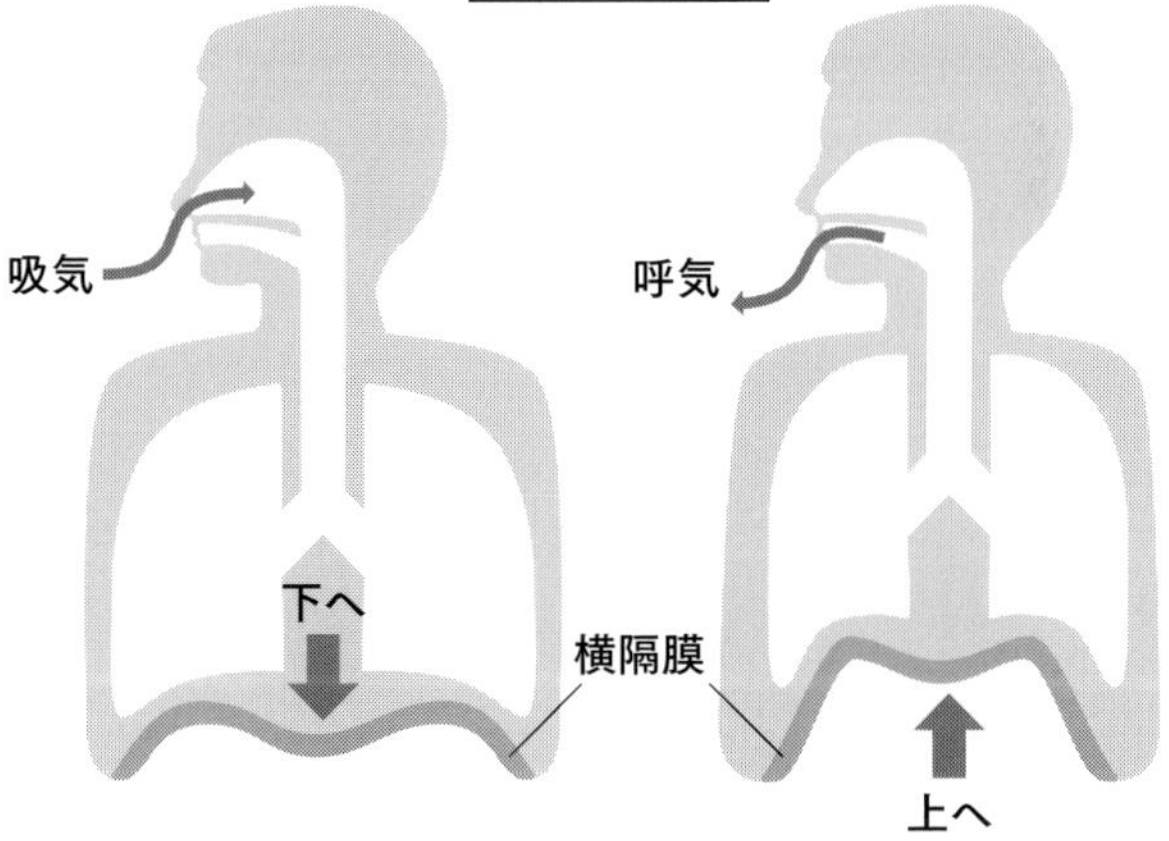

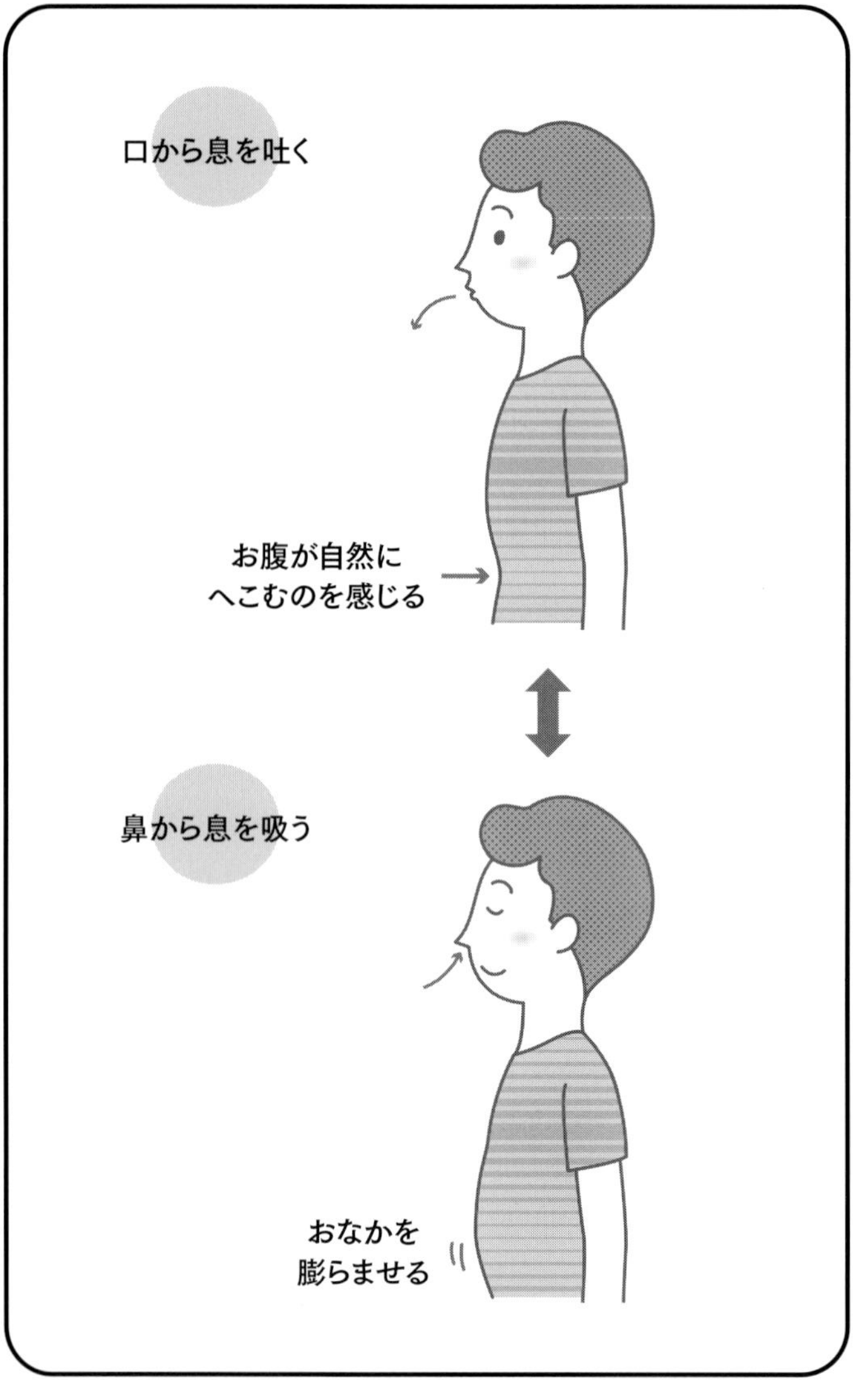
口から息を吐く
お腹が自然に
へこむのを感じる
鼻から息を吸う
おなかを
膨らませる

腹式呼吸を行いやすくなります。

口からゆっくり、7秒くらいかけて息を吐く
鼻からゆっくり、7秒くらいかけて息を吸う

うまくできない場合は、あおむけに寝て行うと、腹式呼吸のコツがわかります。
身体が覚えれば、立った状態や座った状態でもスムーズにできるようになります。

あおむけで行う腹式呼吸の練習法

①

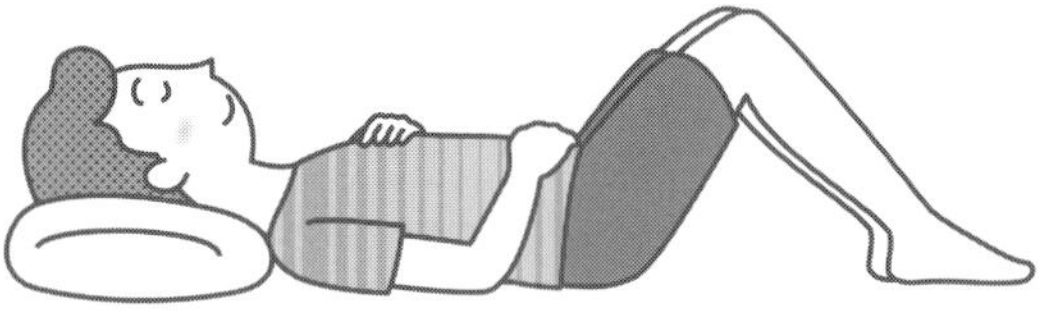

あおむけになり膝を立てます。膝を立てると、
横隔膜が広がりやすくなります。

②

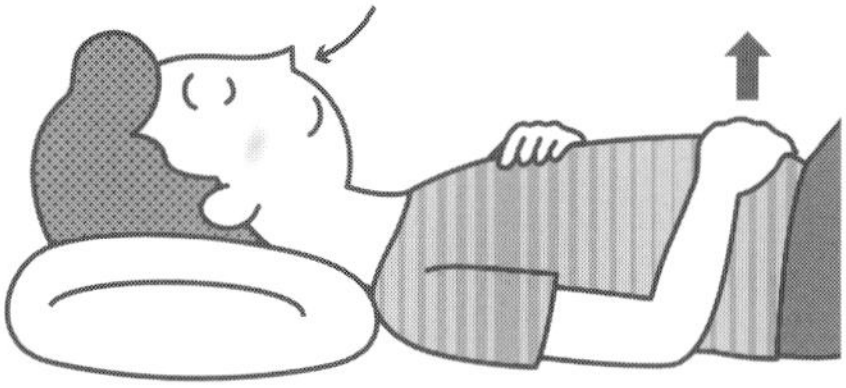

手を胸とお腹にのせます。鼻から息を７秒くらいかけてゆっくり吸い込み、お腹が膨らむのを手で確認します。胸においた手で、胸が動いていないかどうかを確認します。

③

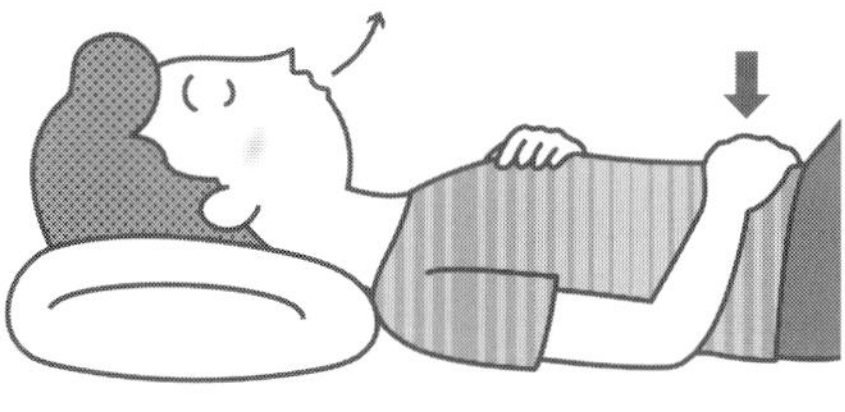

お腹の力を抜いて、口から７秒くらいかけてゆっくりと息を吐きます。

正しい姿勢を身体に記憶させよう

もう1つ、ズボトレで大切なのは正しい姿勢です。

無意識のうちに、ふだんの姿勢が猫背になっていたりする人は、少なくありません。また、身体が歪んでいると、まっすぐに立っているつもりでも微妙に左右に傾いてしまうものです。

悪い姿勢のままで運動などをしたら逆効果ですから、ズボトレは、必ず正しい姿勢で行うようにしましょう。

正しい姿勢でズボトレを続ければ、自然と、正しい姿勢が身につきます。

正しい姿勢のつくり方

①

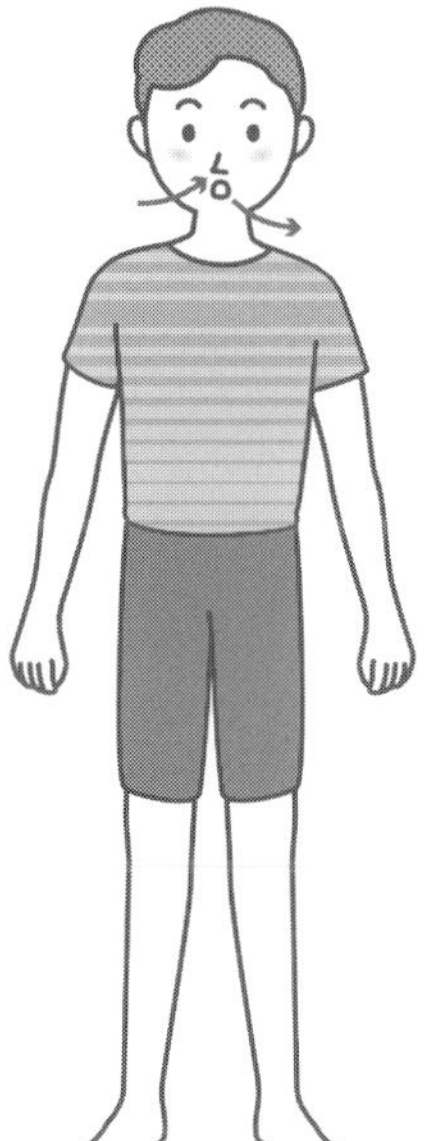

鏡の前に立ち、両手を下げた状態を鏡に映してみます。まずは、まっすぐに立てているかどうかを確認し、腹式呼吸を行います。

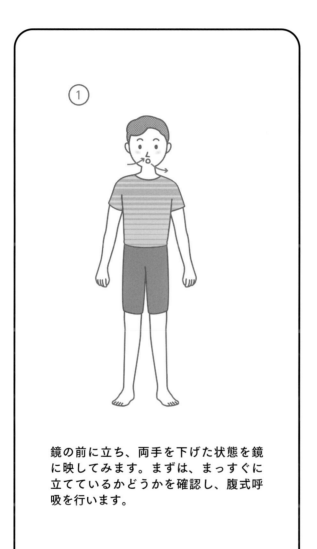

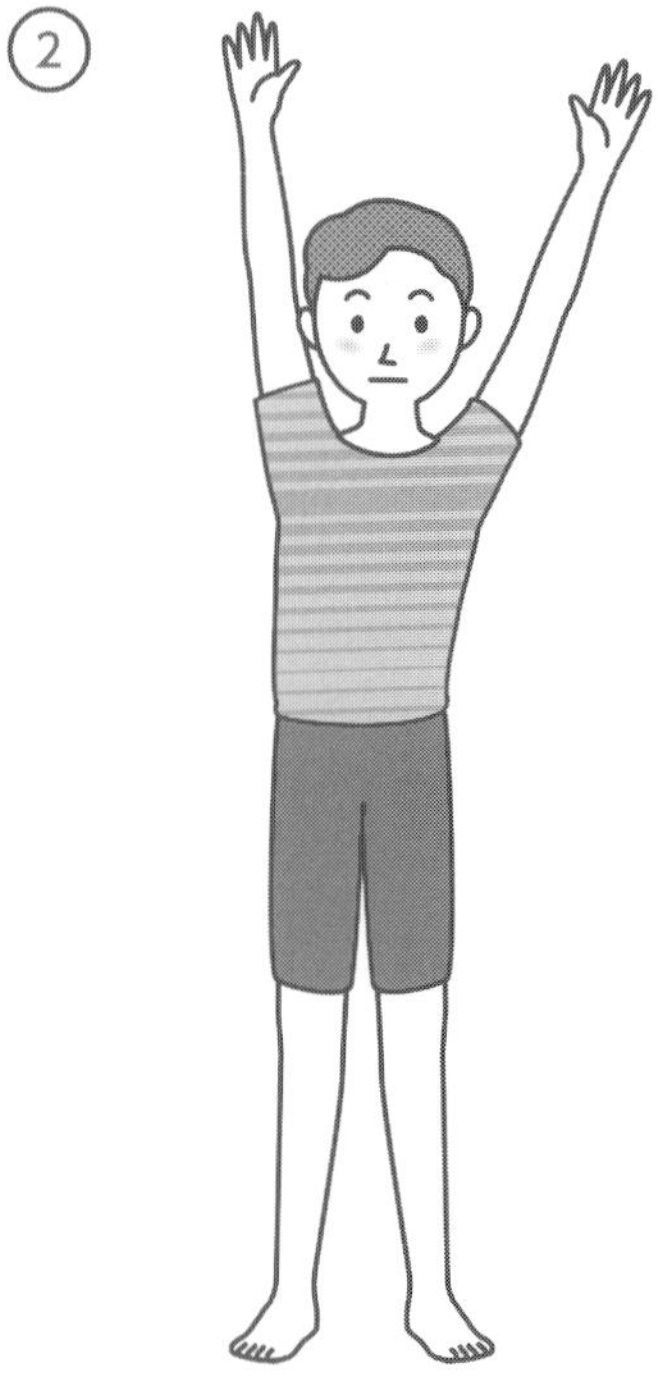

確認できたら、上に伸びるようバンザイをします。自分の感覚ではまっすぐにバンザイをしているつもりでも、鏡を見ると、左右どちらかに傾いている場合があります。

正しい姿勢をつくれましたか。
では、さっそくズボトレ1から、始めましょう。

③

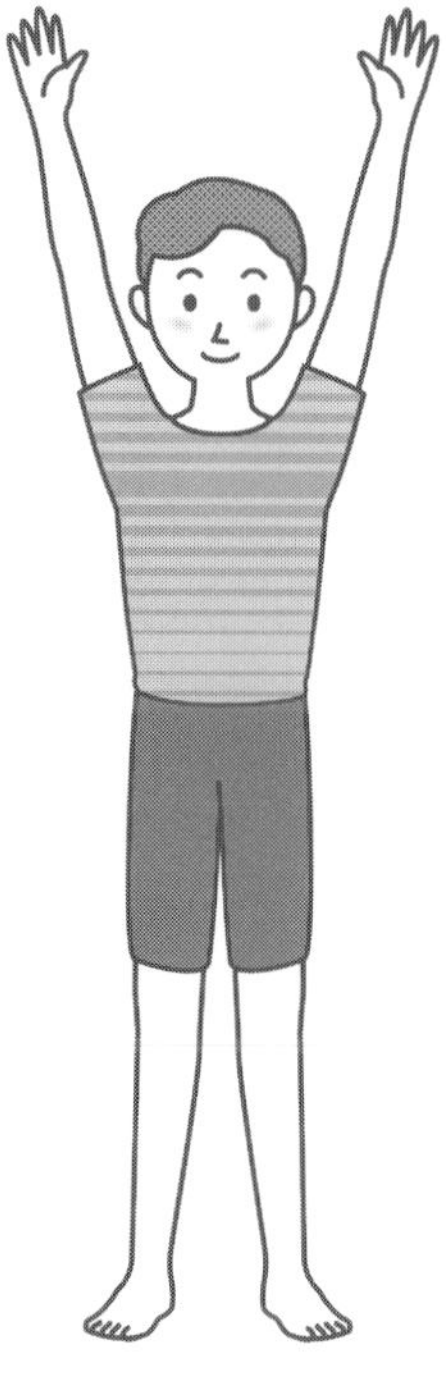

傾いている場合は、まっすぐに修正します。これがあなたの正しい姿勢です。

ズボトレ1

フット・アップ

足を上げてキープする動きを行います。簡単な動きですが、足上げをすることによって、自分の身体の「動きにくさ」を確認することもできます。

①

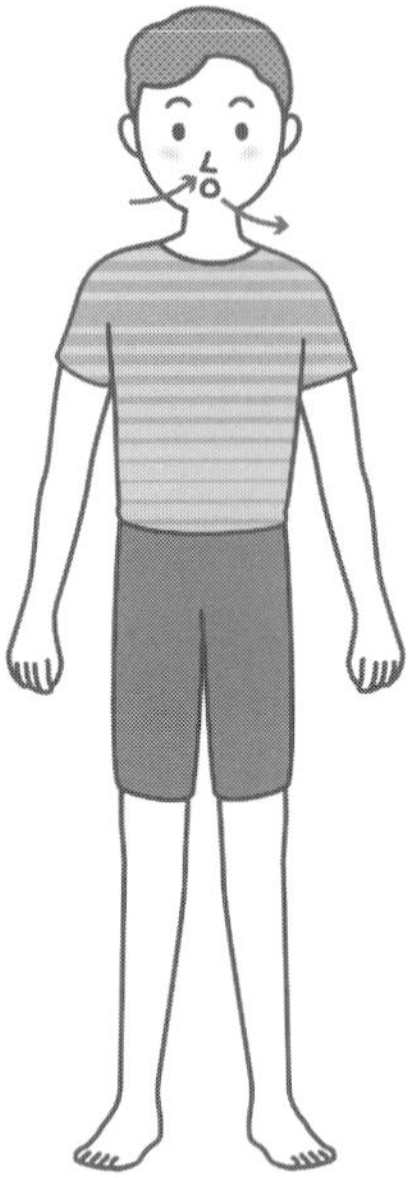

正面を向き、正しい姿勢で、肩幅くらいに足を広げて立ちます。腹式呼吸でゆっくり呼吸します。

②

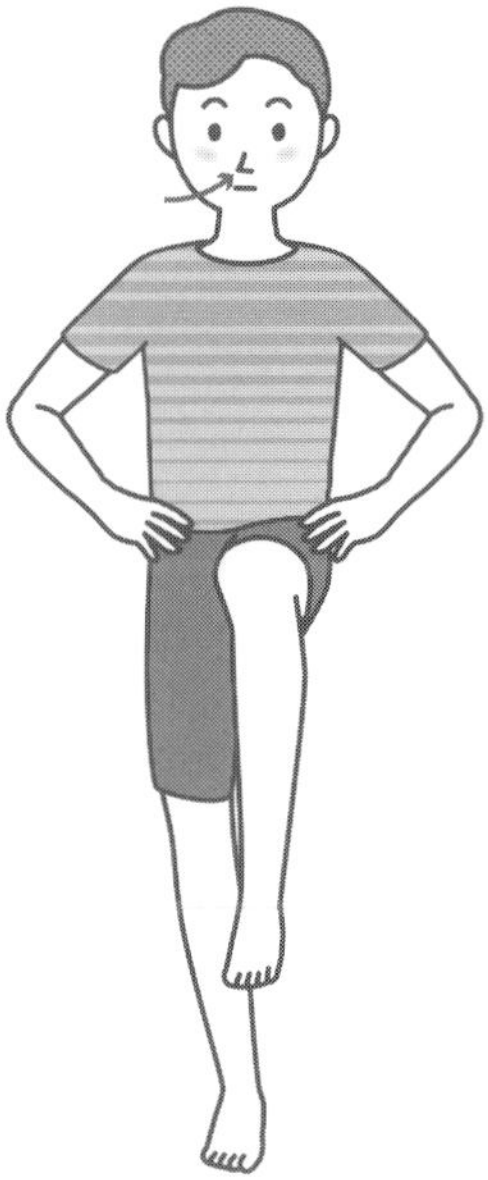

片方ずつ足を上げます。どちらからでもかまいませんが、今回は左足から上げます。息をゆっくり吸いながら足を上げ、30 ～ 90 度くらいまで上がったらキープします。90 度まで足を上げるのがつらい場合は、無理をする必要はありません。30 度くらいにあげるところから始めてください。

③

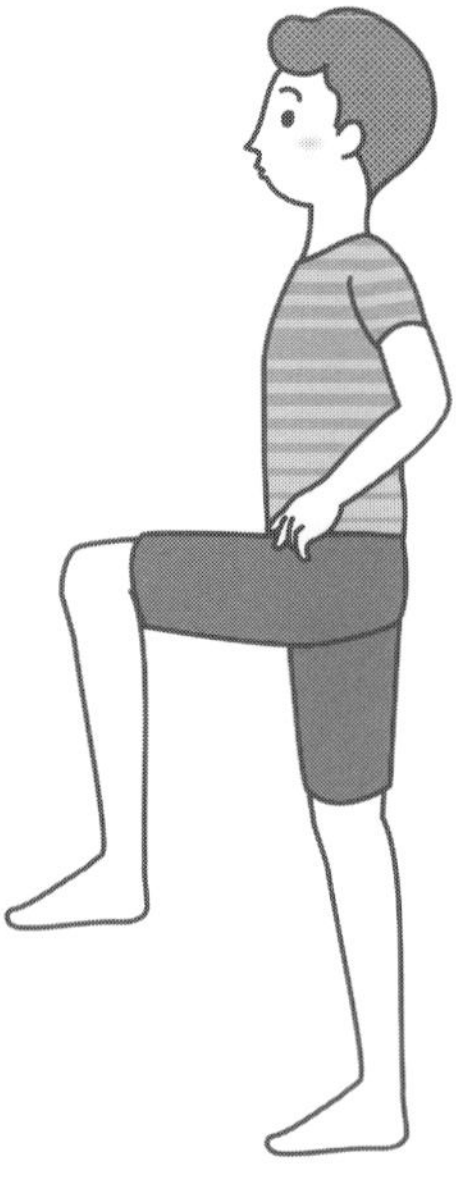

足を上げた状態で、10 ～ 20 秒キープします。腹式呼吸をゆっくり行います。

※つらかったら、30 度くらいに上げるだけでもＯＫです。

POINT

・ふらつきそうな場合は、椅子などに手をかけて安全に行いましょう。
・例えば、左足を上げるときに動きにくさを感じる人は、腰の右側に痛みが出やすかったり、すでに痛みを感じているはずです。こうした場合は、動きやすい右足の運動を集中的に行いましょう。そうすることで、痛みが生じやすい腰の右側にアプローチすることができます。

④

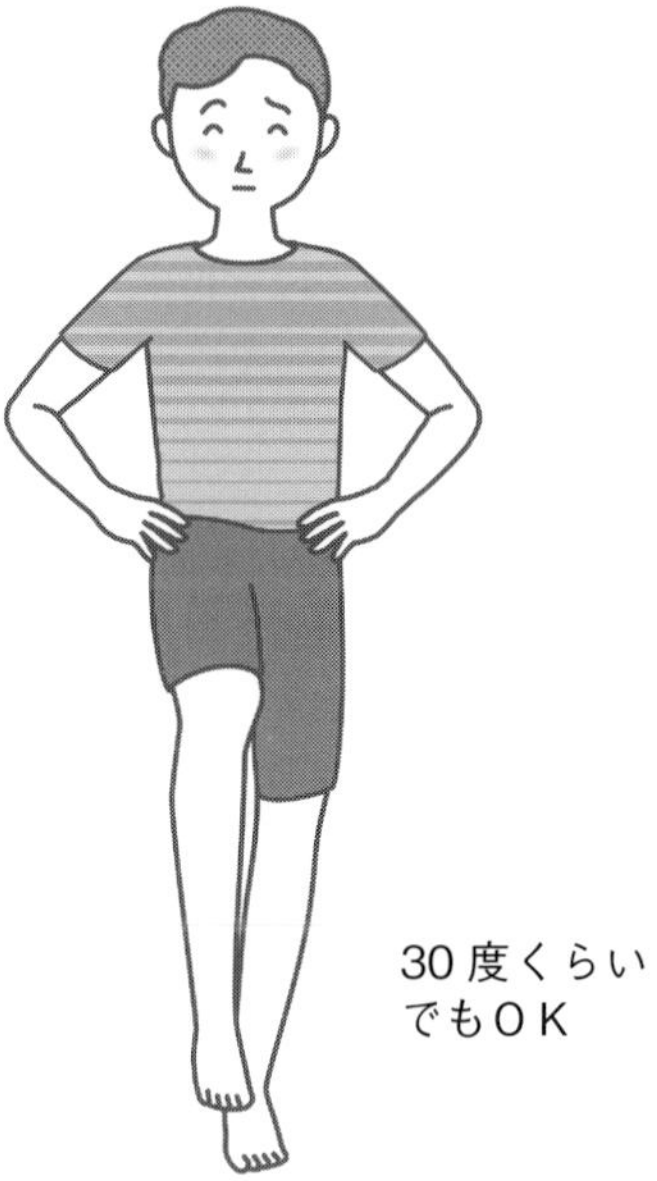

右足も同様に行います。

ここに注意！

足を上げたとき、身体の軸がしっかりしていない人は、無意識のうちに上半身が後ろに反ってしまうことがあります。最初のうちは、鏡のあるところで、自分の姿を横向きに見てチェックしてみてください。

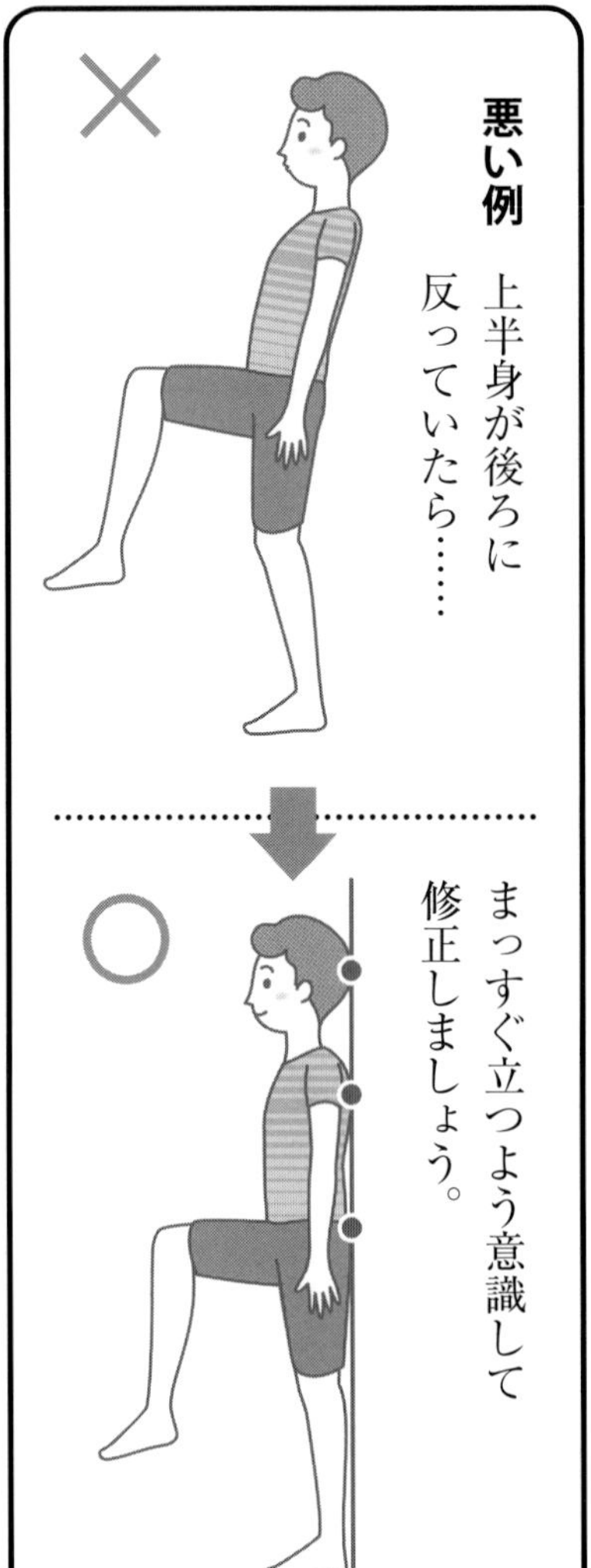
悪い例
上半身が後ろに
反っていたら……
まっすぐ立つよう意識して
修正しましょう。

こんなライフシーンも、ズボトレに有効活用

■歯磨きをしながら……

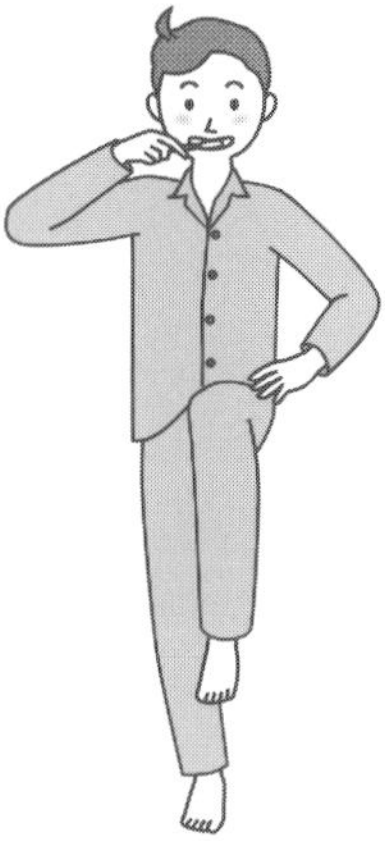

■パソコンを起動しているあいだに……

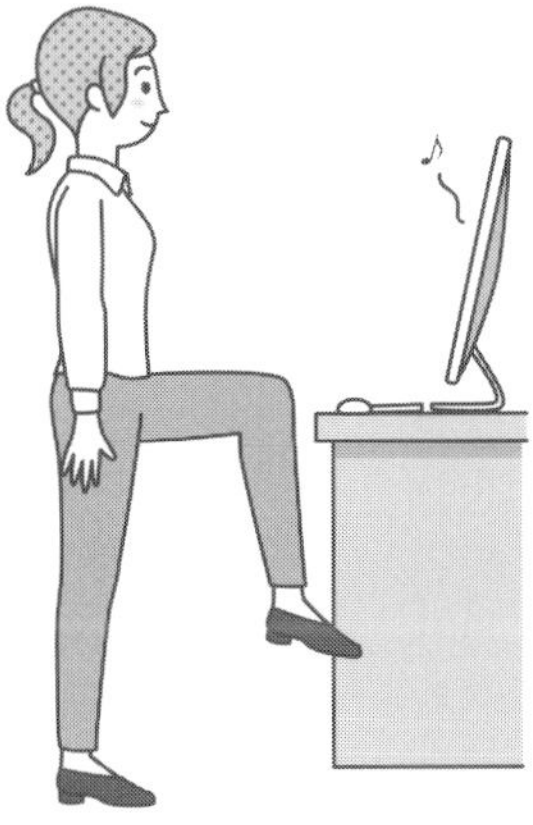

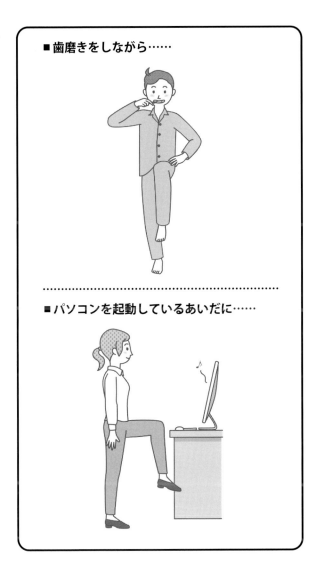

ズボトレ2

上体ひねり

上体をねじる動きでは、背骨周辺を通っている自律神経の働きが促されるので、自律神経のバランスを整える効果が期待できます。
また、腸にやさしく刺激を与えることもできるため、内臓機能の活性化にもつながります。

不安定な場所で行うと、間違った身体の動かし方をしてしまうことがあります。そうすると、身体を痛めてしまうので、正しい姿勢がとれる安定した場所で行うようにしましょう。

①

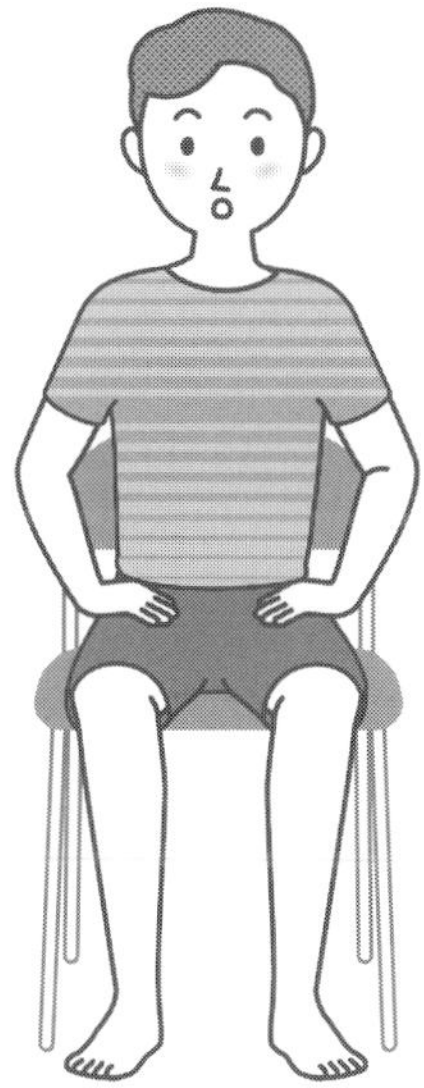

まっすぐ正面を向き、背筋を伸ばしてイスに座り、正しい姿勢をつくります。腹式呼吸をゆっくり行います。

②

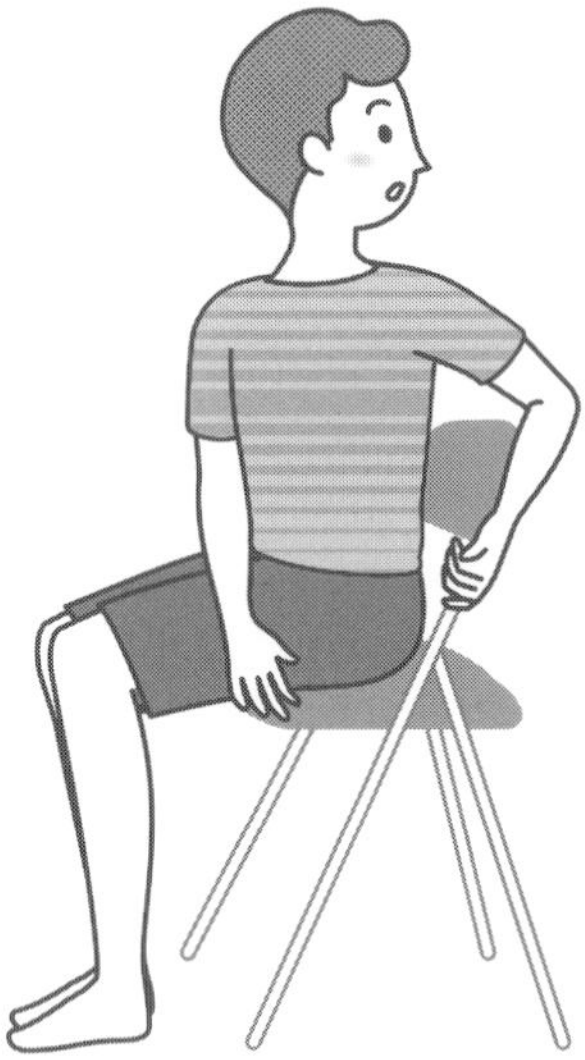

身体を左側にねじり、10 秒くらいキープします。腹式呼吸をゆっくり行います。

③

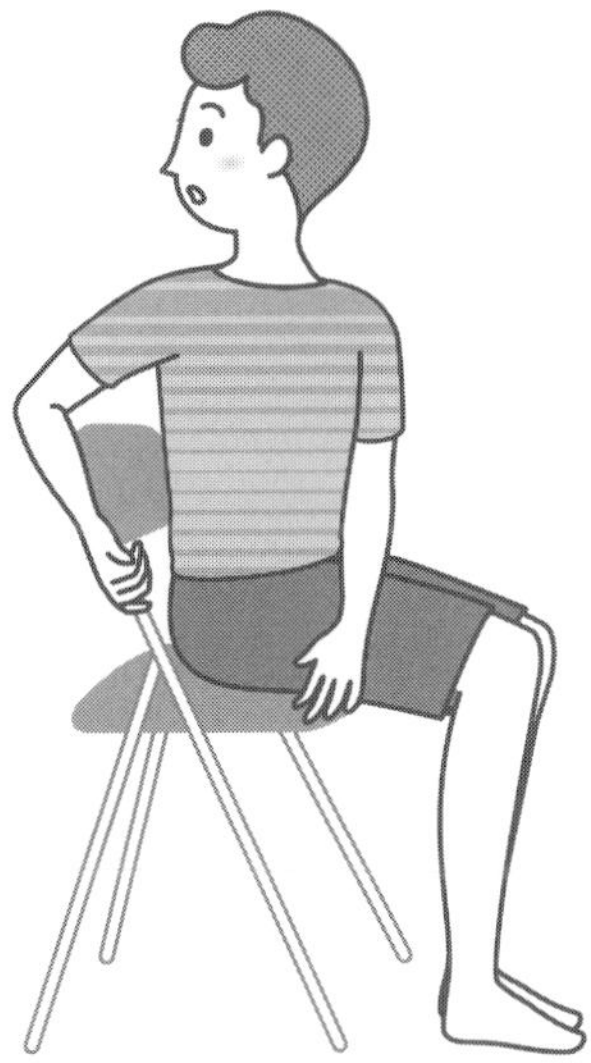

今度は、身体を右側にねじります。同様に、10秒くらいキープします。

POINT

・体をねじるとき、おへそを、まっすぐ左側に向けるように意識すると、上半身全体をうまくひねることができます。右側も同様です。

ここに注意！

猫背の姿勢のままで身体をひねってしまうと、効果が得られないのはもちろん、身体に悪影響を与えかねないので気をつけましょう。

悪い例

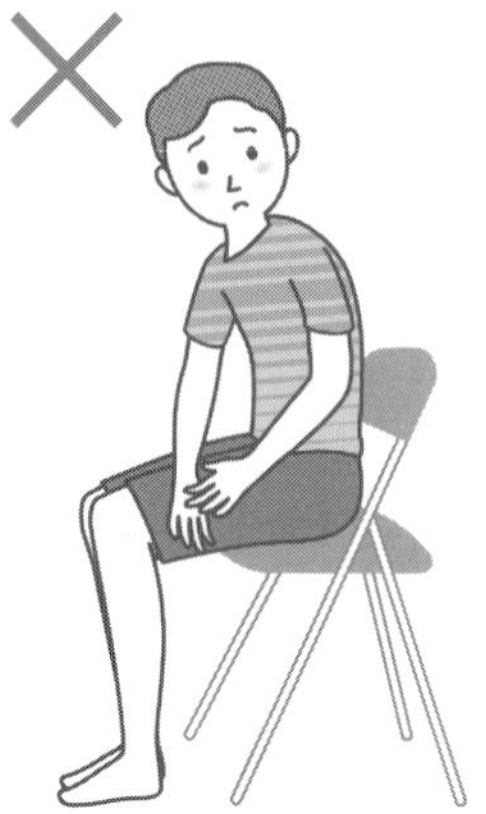

猫背のまま、ひねっていませんか？

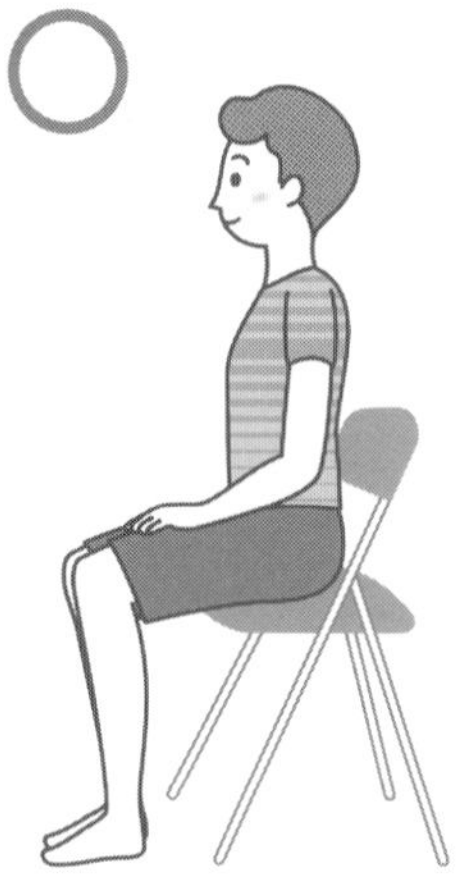

上半身を伸ばし、姿勢を正してから始める習慣をつけましょう。

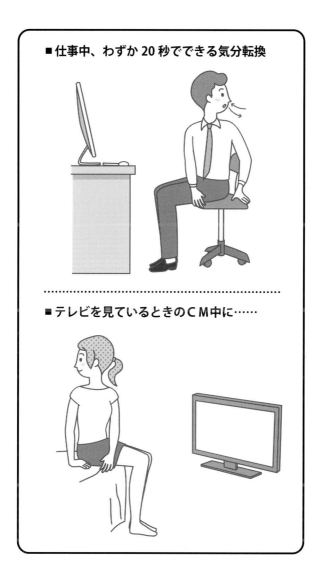

こんなライフシーンも、ズボトレに有効活用

■仕事中、わずか20秒でできる気分転換

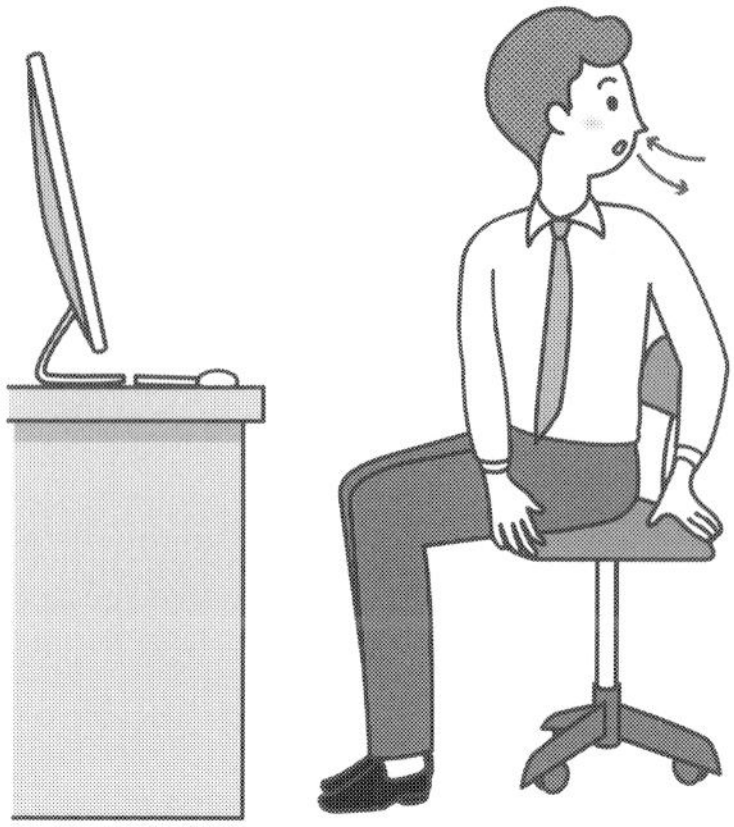

■テレビを見ているときのＣＭ中に……

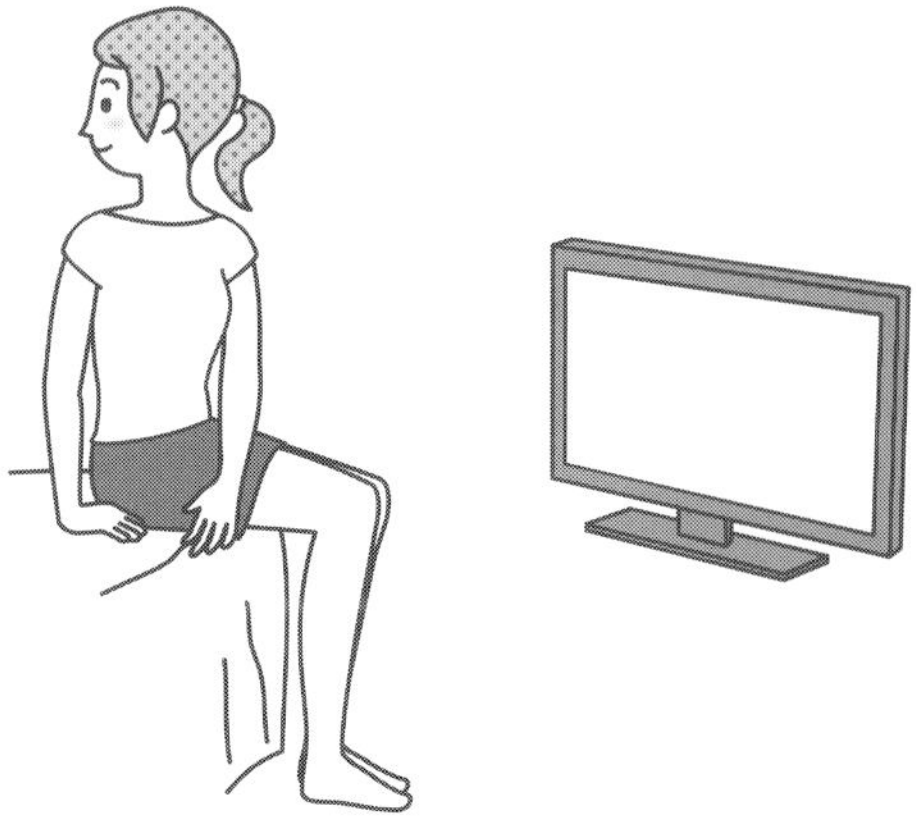

ズボトレ3

首・左右動かし

頭を左右に動かしてキープさせます。立って行うこともできます。

①

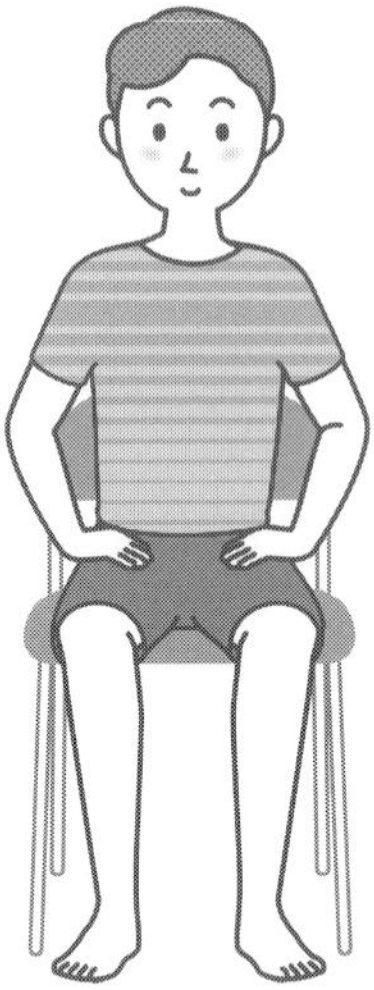

肩を正面に向け、首をまっすぐの位置にします。

POINT

・無理に真横まで動かそうとしなくても、「首が引っ張られている」と感じるところまで動かせばＯＫです。

②

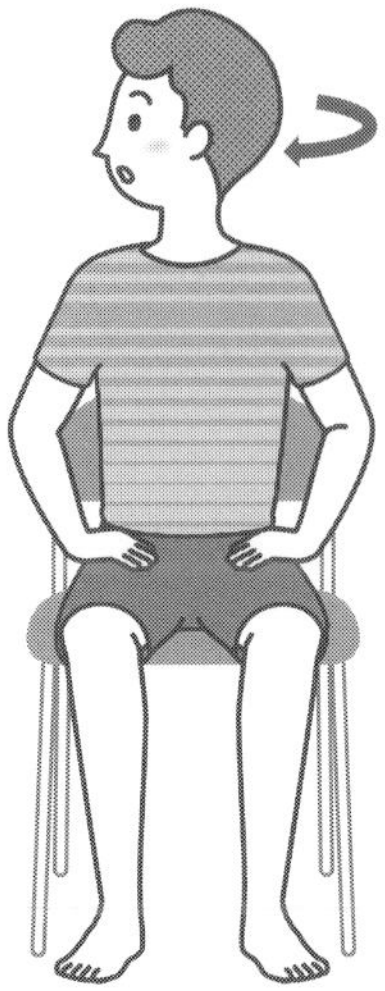

・首を左側に真横までゆっくりと動かします。

・真横まで動かしたら止めて、10～20 秒キープします。腹式呼吸をゆっくり行います。

・右側も同様に行います。

ここに注意！

簡単な動きだからと気を抜いていると、無意識のうちに、首が下向きになったり、上向きになったりしてしまいます。また、肩に力が入っていると、肩が上がって首が下向きになったりします。「真横を向く」ことを意識すると、正しく動かせるようになります。

悪い例　首が下がっていたら……

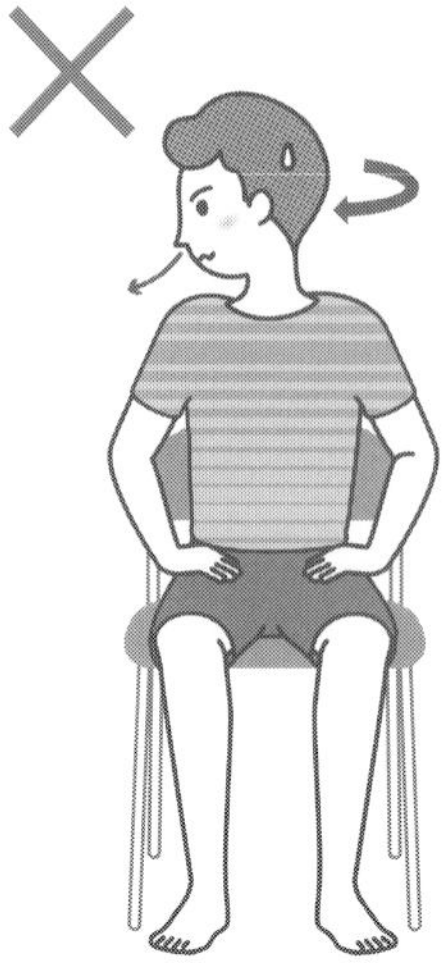

「真横を向く」ことを意識しましょう。

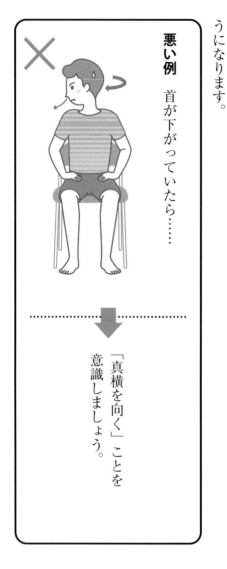

こんなライフシーンも、ズボトレに有効活用

スマートフォンやパソコンを操作するときのうつむき姿勢が続くと、頸椎のS字カーブが崩れ、いわゆる「ストレートネック」になることがあります。そうならないためにも、空いた時間をうまく利用してストレッチを続けましょう。

■お風呂で身体を洗う前の 20 秒間

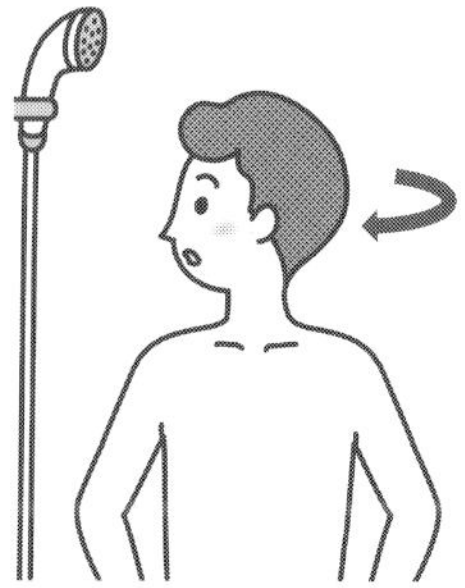

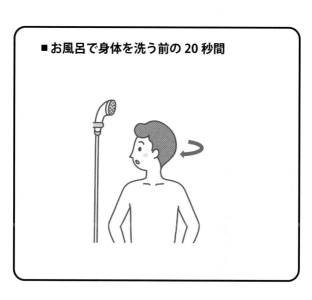

ズボトレ4
腰シェイク

腰を左右に振る動きを繰り返し行います。軽く振るだけで、脳に刺激を届けることができます。

①

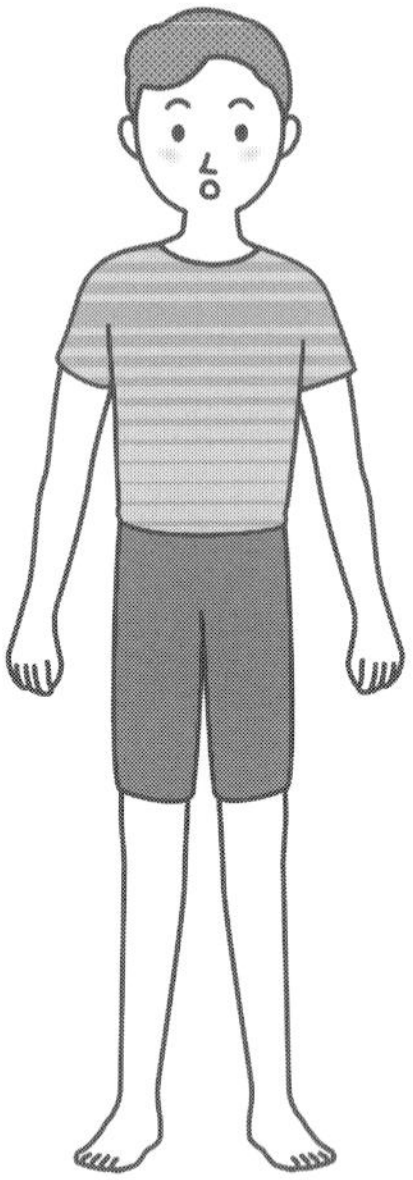

正面を向き、正しい姿勢で、肩幅くらいに足を広げて立ちます。腹式呼吸をします。

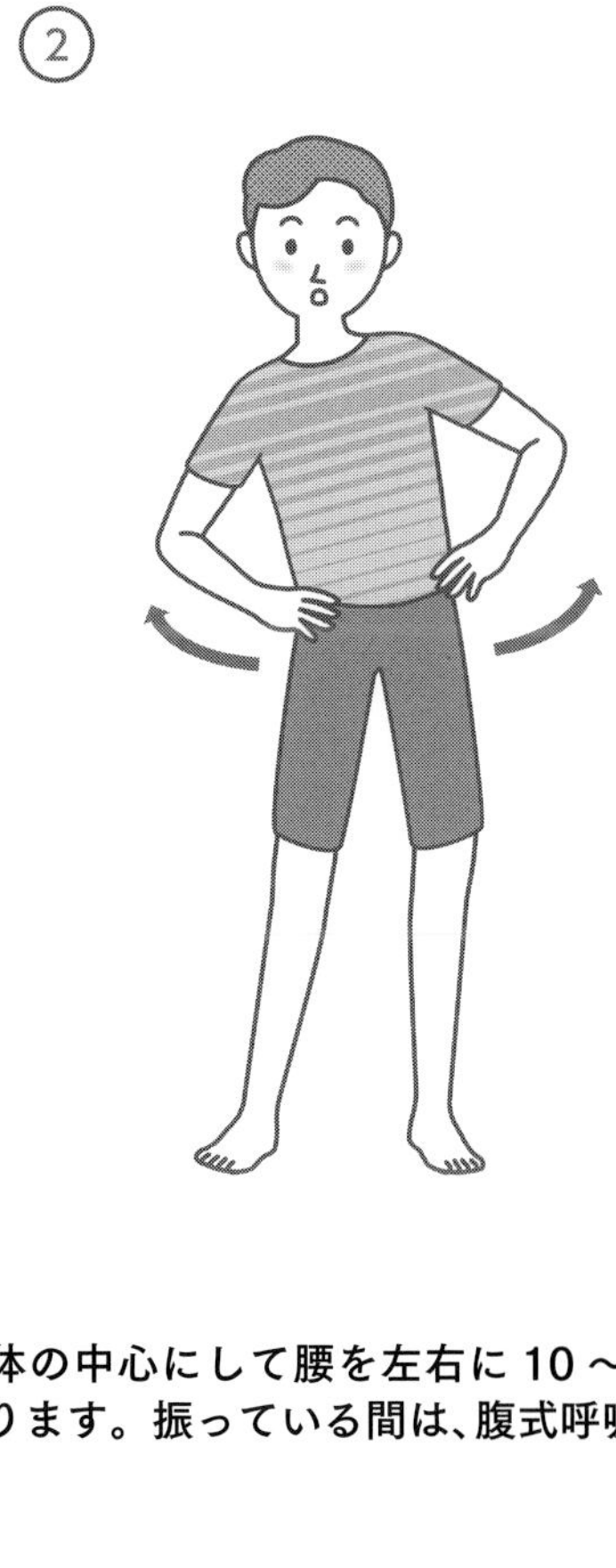

軸を身体の中心にして腰を左右に 10 ～ 20 回、ゆっくり振ります。振っている間は、腹式呼吸を続けます。

POINT

・腰を振るときに、骨盤を外に押し出す感じで体重移動を意識して動かすと、より効果を得やすくなります。

ここに注意！

腹筋が弱い場合などは、無意識のうちに、腰を振りながらお腹が前に出てしまうことがあります。お腹に力を入れて、姿勢を正しくするよう意識して行いましょう。

悪い例　腰を振りながら、お腹が少し前に出ていたら……

↓

お腹に力を入れると、正しい姿勢に戻ります。

こんなライフシーンも、ズボトレに有効活用

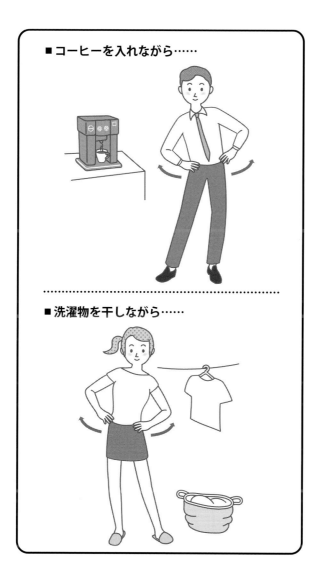

■コーヒーを入れながら……

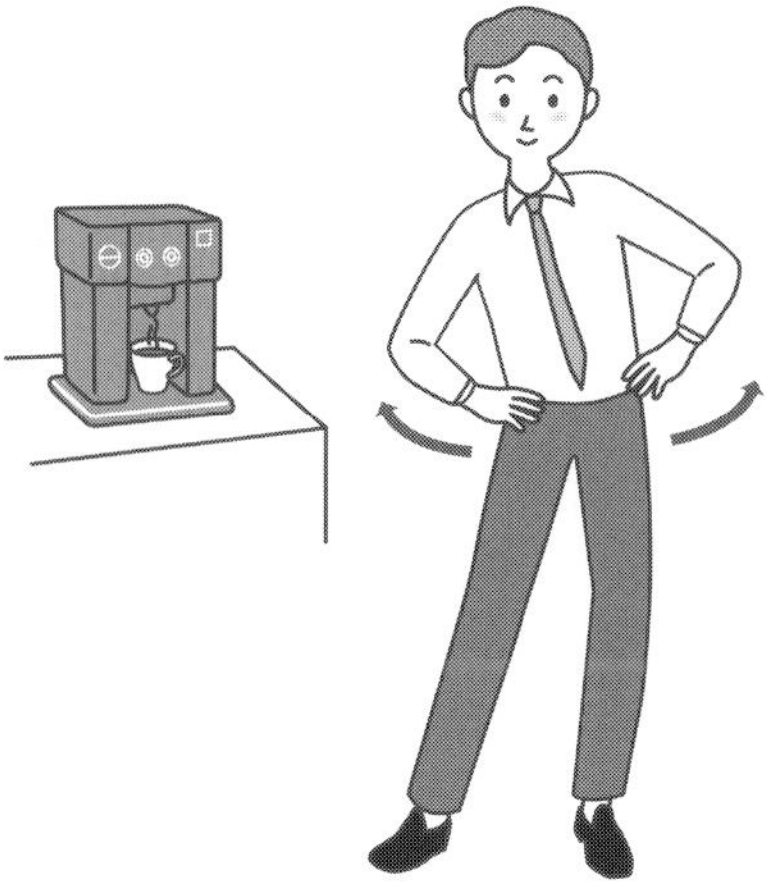

■洗濯物を干しながら……

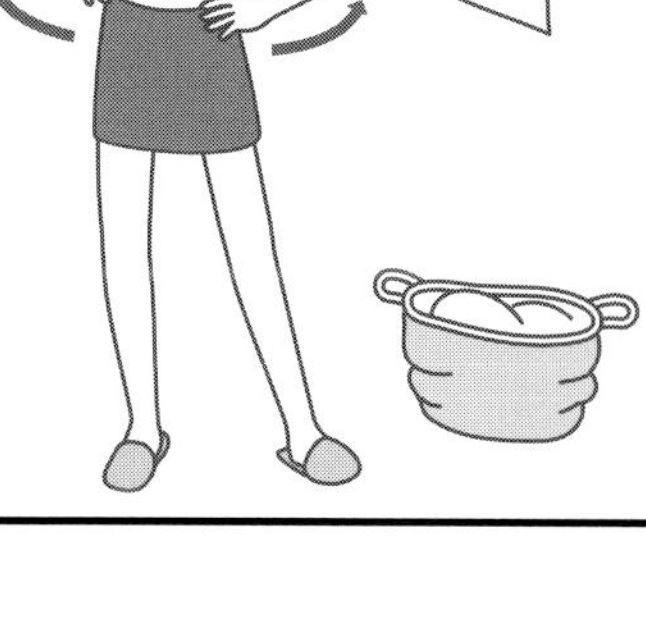

ズボトレ5

肩上げ

肩を上下に動かして、キープさせます。立って行うこともできるトレーニングです。

①

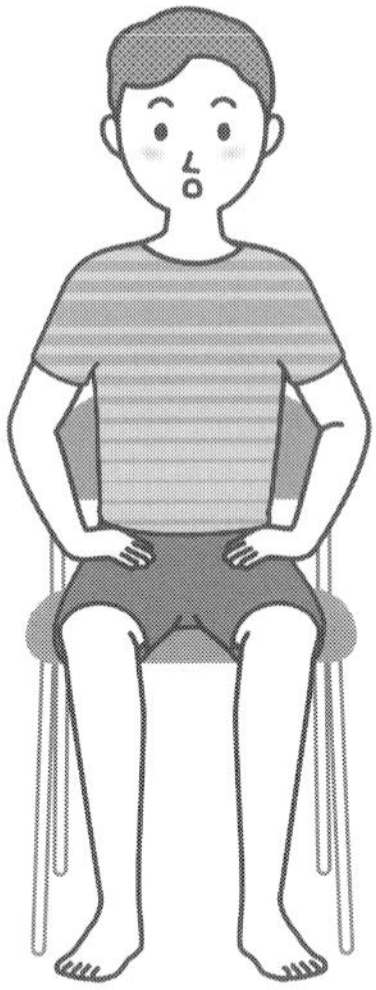

まっすぐ正面を向き、背筋を伸ばしてイスに座り、正しい姿勢をつくります。

②

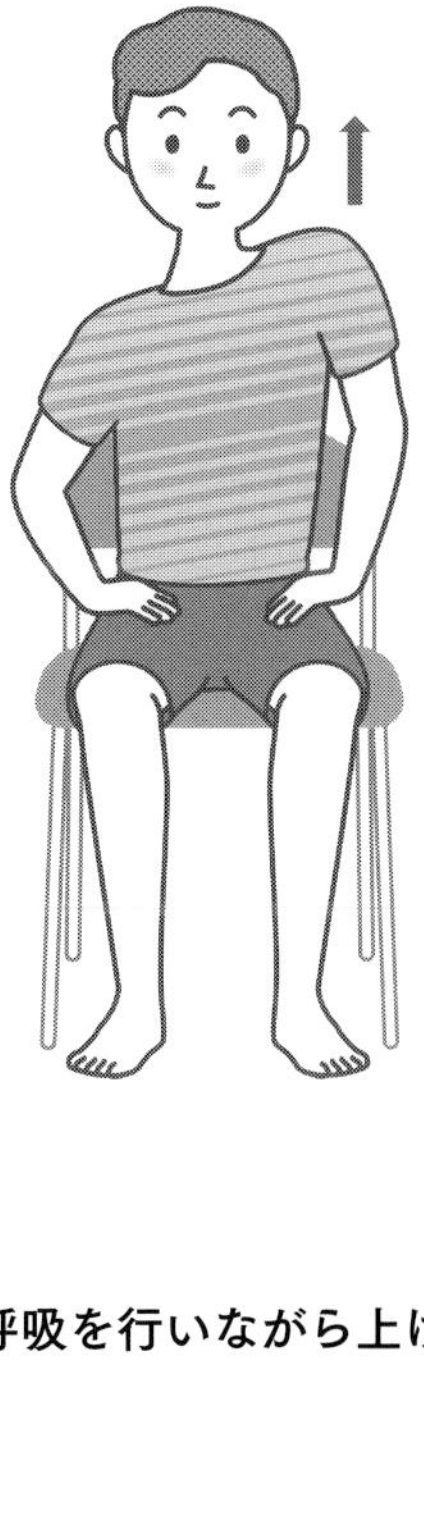

左の肩を、腹式呼吸を行いながら上げます。

③

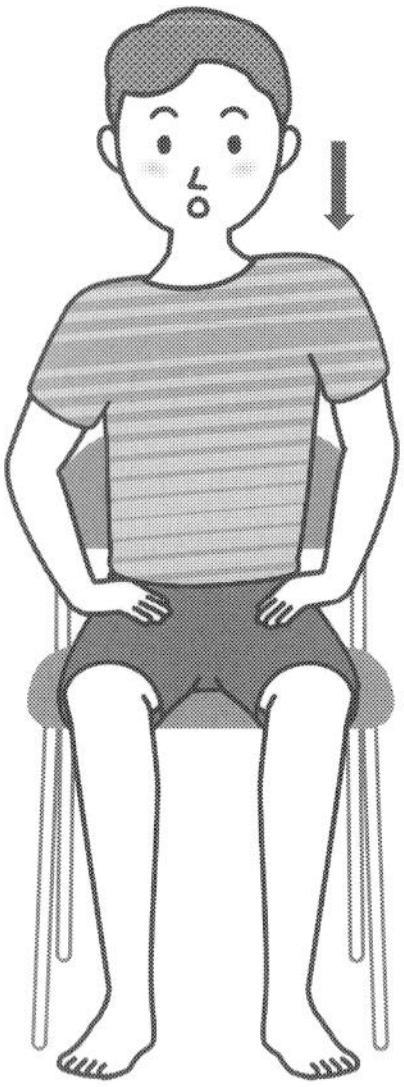

・肩を上げたまま、5 秒くらいキープします。腹式呼吸をゆっくり行います。

・ゆっくりと肩を下ろします。この動きを、10 ～ 20 回行います。

・右肩も同様に行います。

④

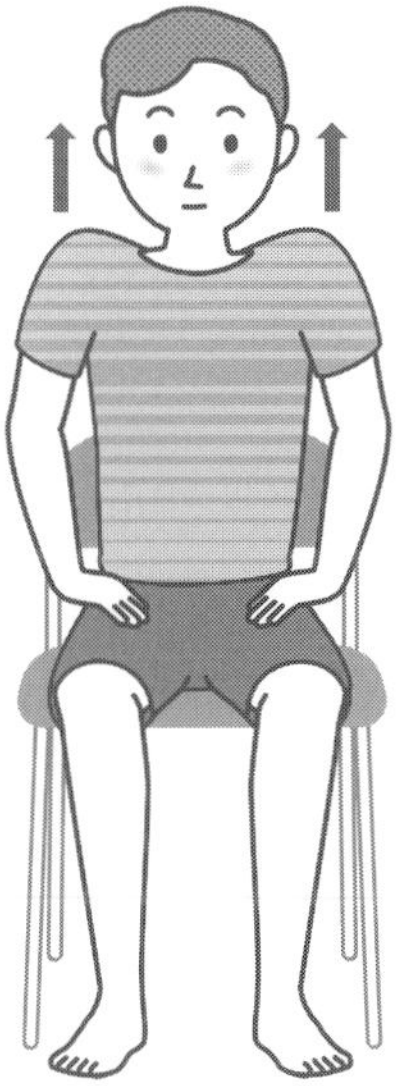

・左右の肩上げを 10 ～ 20 回行ったら、最後に両方の肩を同時に上げます。

・上げた状態で、10 秒くらいキープします。腹式呼吸をゆっくり行います。

⑤

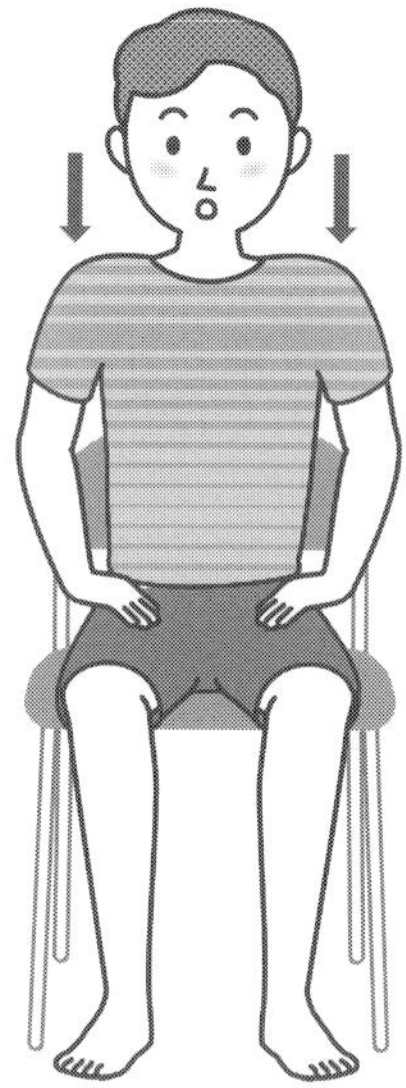

肩をゆっくりと下ろします。

POINT

・例えば「右の肩は動かすと痛い」という場合は、右肩の運動を行う必要はありません。左肩だけ行いましょう。「両方の肩を上げてキープ」する動きも、右肩だけ行えばＯＫです。

ここに注意！

肩を上げるとき、力が入っていると、首を下に曲げてしまうことがよくあります。この状態で行うと、効果は半減してしまいます。時々、鏡の前で正しいフォームで行っているかどうかをチェックしてみましょう。

悪い例　首が下がっていたら……

腹式呼吸を意識してリラックス。肩の力が抜けて、正しい姿勢をつくりやすくなります。

こんなライフシーンも、ズボトレに有効活用

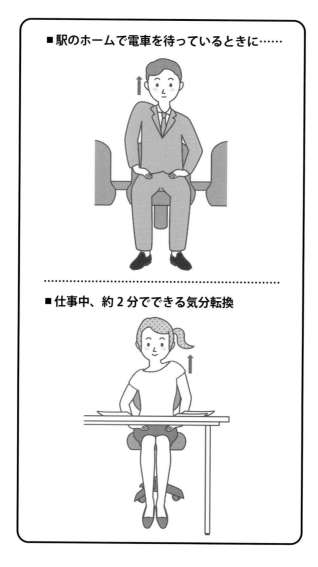

■駅のホームで電車を待っているときに……

■仕事中、約２分でできる気分転換

ズボトレ6
腕上げ

腕を上げる動きをします。立って行うこともできるトレーニングです。

①

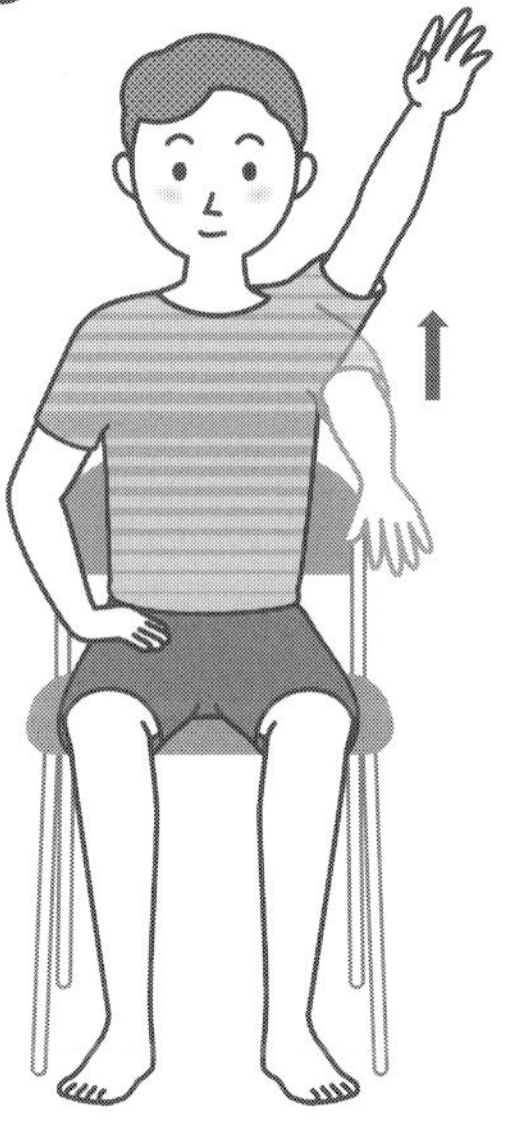

- 正面を向き、正しい姿勢で、肩幅くらいに足を広げて座ります。腹式呼吸をゆっくり行います。
- 腹式呼吸を行いながら、左腕を真上に上げていきます。

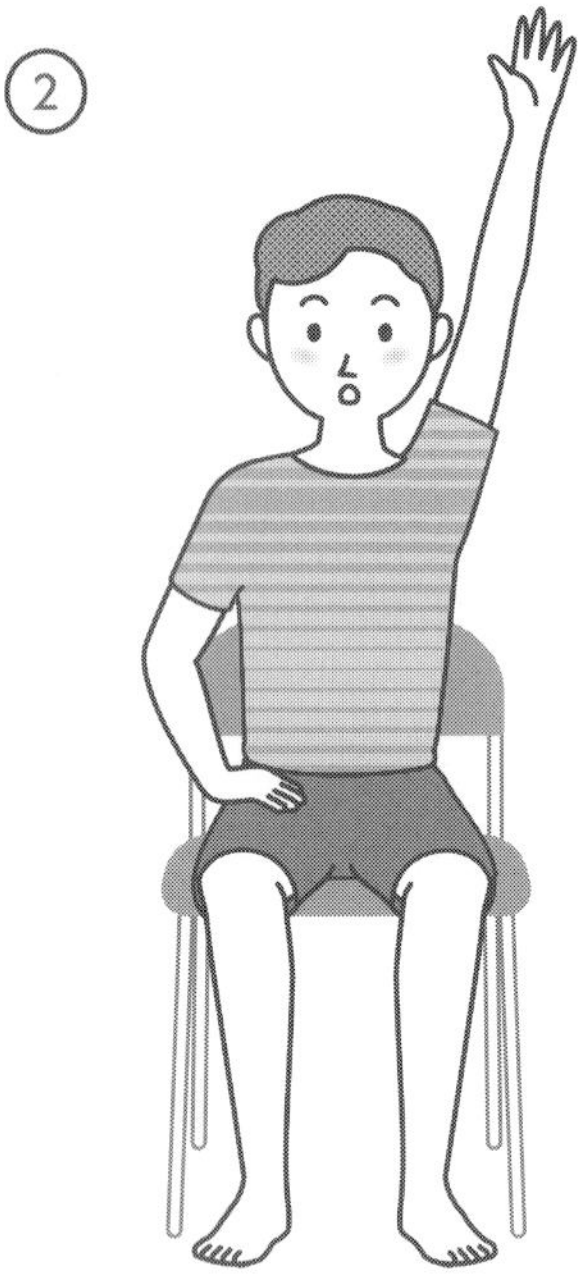

まっすぐに左腕を上げた状態で５秒くらいキープします。腹式呼吸をゆっくり行います。

③

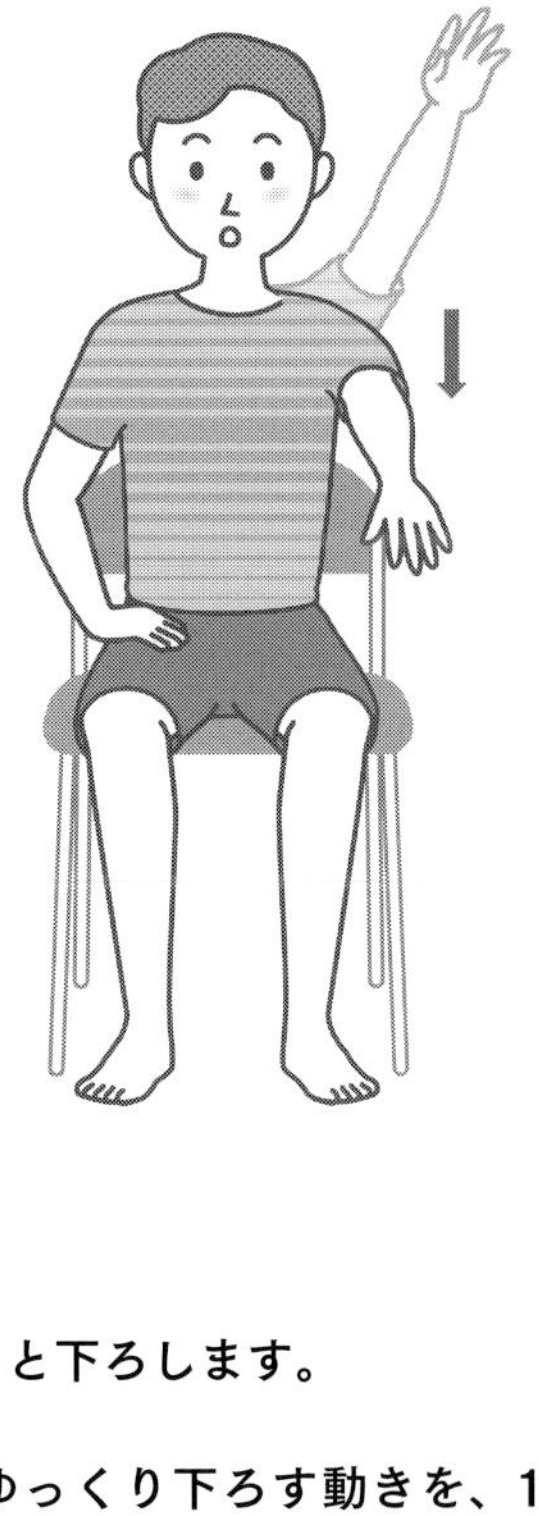

・腕をゆっくりと下ろします。

・腕を上げてゆっくり下ろす動きを、10 ～ 20 回行います。

④

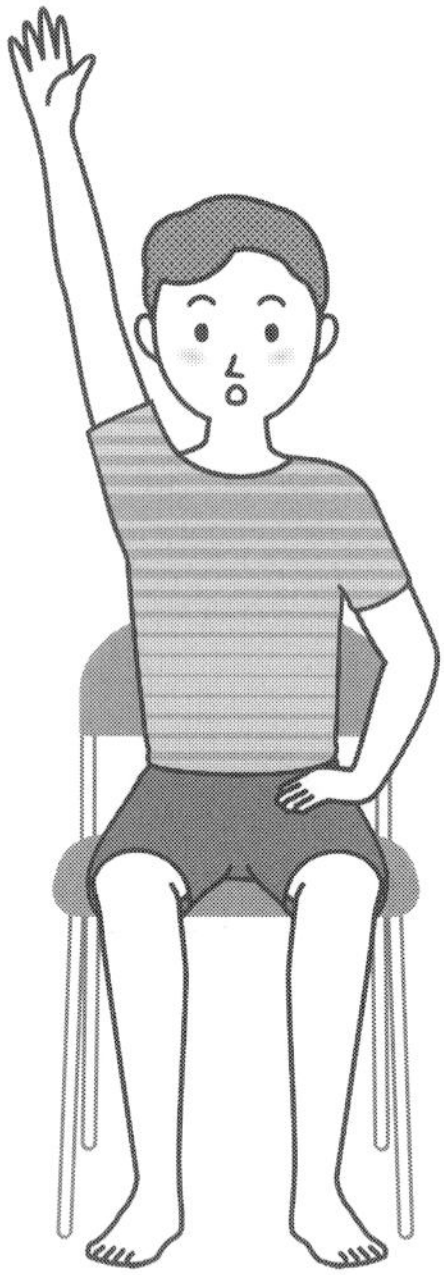

右手も同様に行います。

POINT

・手を真上に上げるのが難しい場合は、上がるところまででOKです。動かすのがつらい場合は、動かしやすい片方の手だけトレーニングしてください。

ここに注意！

腕をまっすぐ上げているつもりでも、腕が曲がっていることがよくあります。痛みがある場合は、無理をして上までしっかりと上げる必要はありませんが、上げられるのについ知らず知らずのうちに腕が曲がっている場合は、修正しましょう。

悪い例　腕が曲がっていたら……

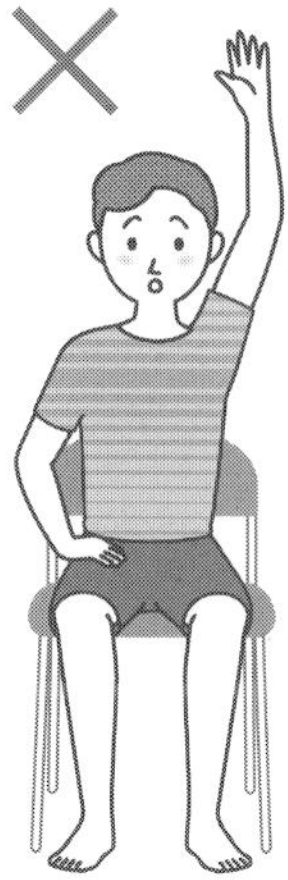

まっすぐ上げるよう意識して修正しましょう。

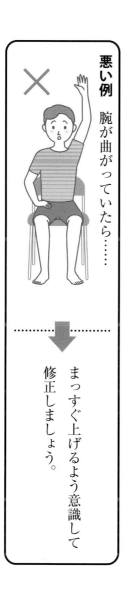

勢いよく腕を上げると、そのまま身体が斜めになってしまうことがあります。また、身体にゆがみがある場合も、腕を上げたときに、身体が斜めになってしまいます。正しい姿勢をつくることにもつながりますので、まっすぐに座るよう意識してください。

悪い例　身体が曲がっていたら……

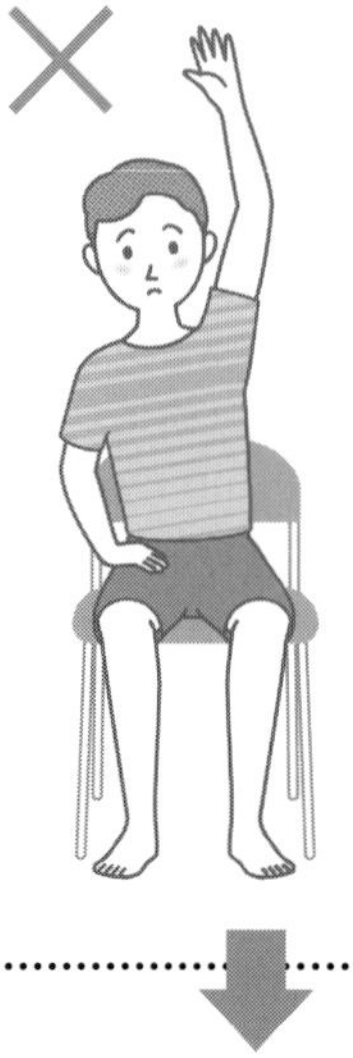

まっすぐ座って腕を上げるよう修正しましょう。

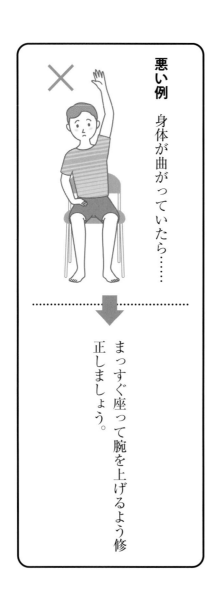

こんなライフシーンも、ズボトレに有効活用

■朝、スマホでニュースを
チェックしながら……

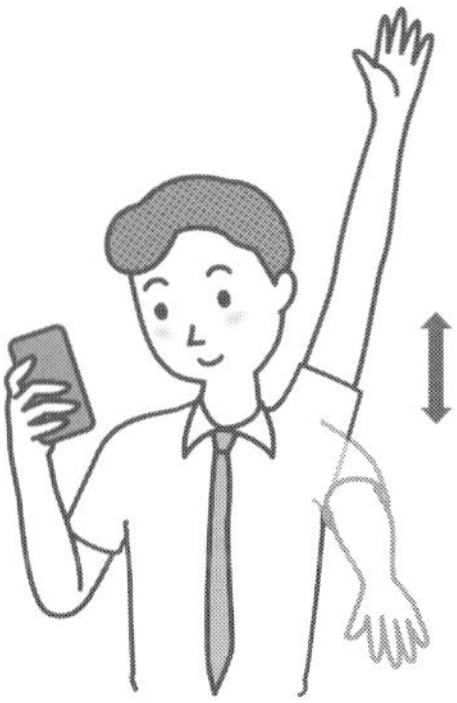

■夜、きょう1日のニュースや
明日の天気をチェックしながら……

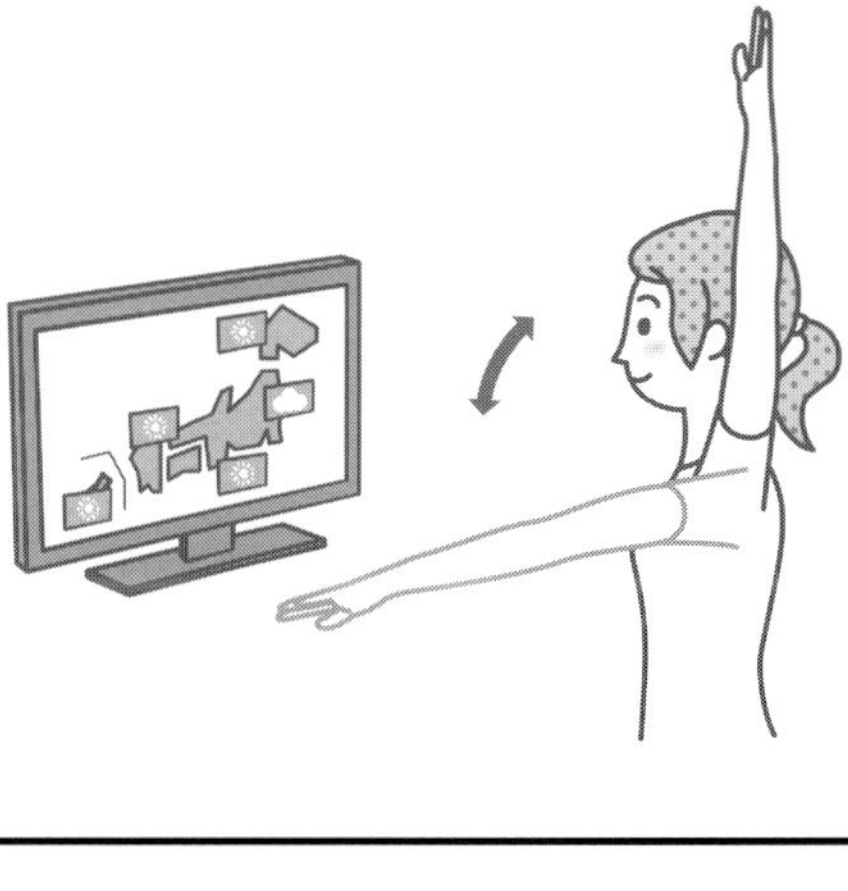

ズボトレ7

わき腹伸ばし

わき腹を伸ばす動きをします。座って行うこともできるトレーニングです。

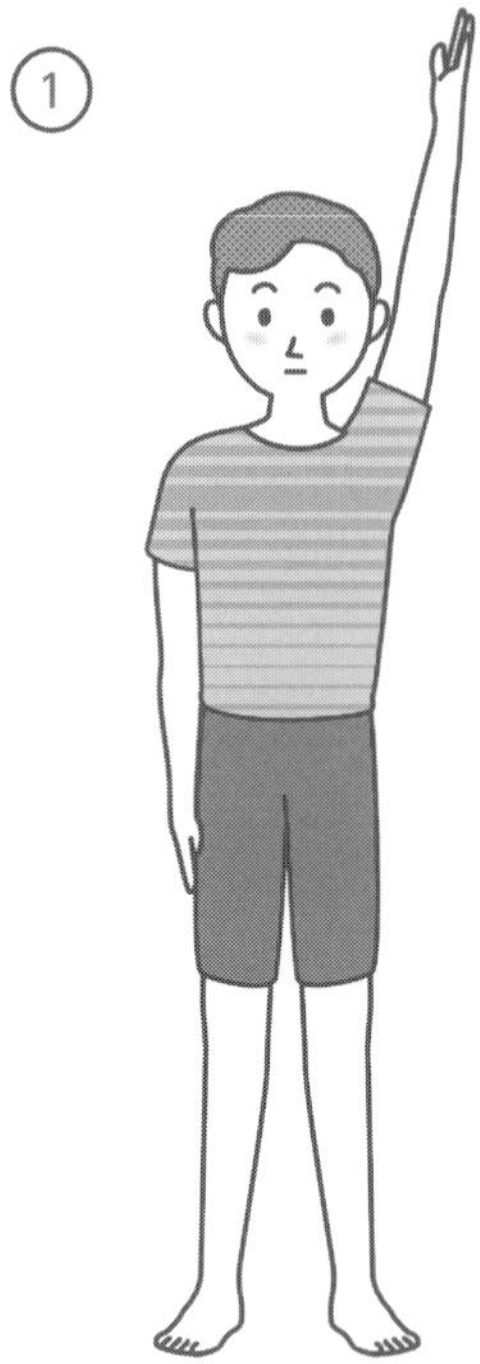

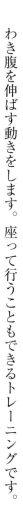

・正面を向き、正しい姿勢で、肩幅くらいに足を広げて立ちます。腹式呼吸をゆっくり行います。

・左手を真上に上げていきます。

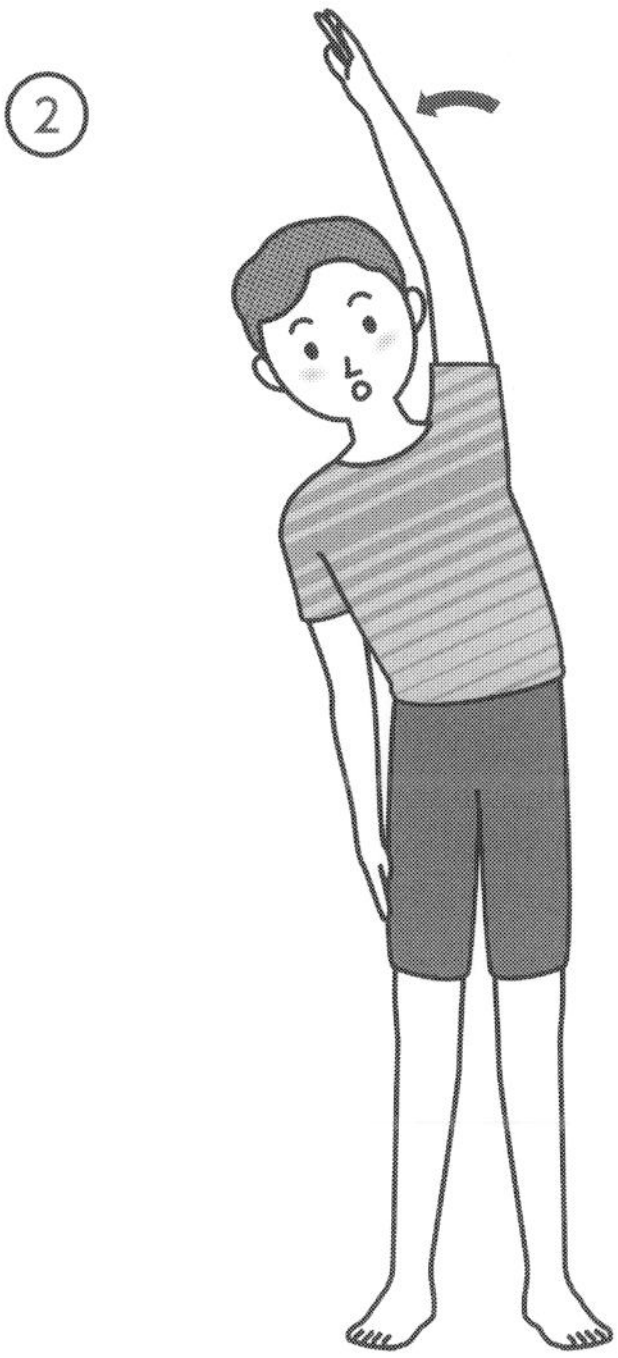

上げた左手を右側にゆっくり倒します。同時に、脇腹を伸ばすように意識して、身体も軽く曲げていきます。

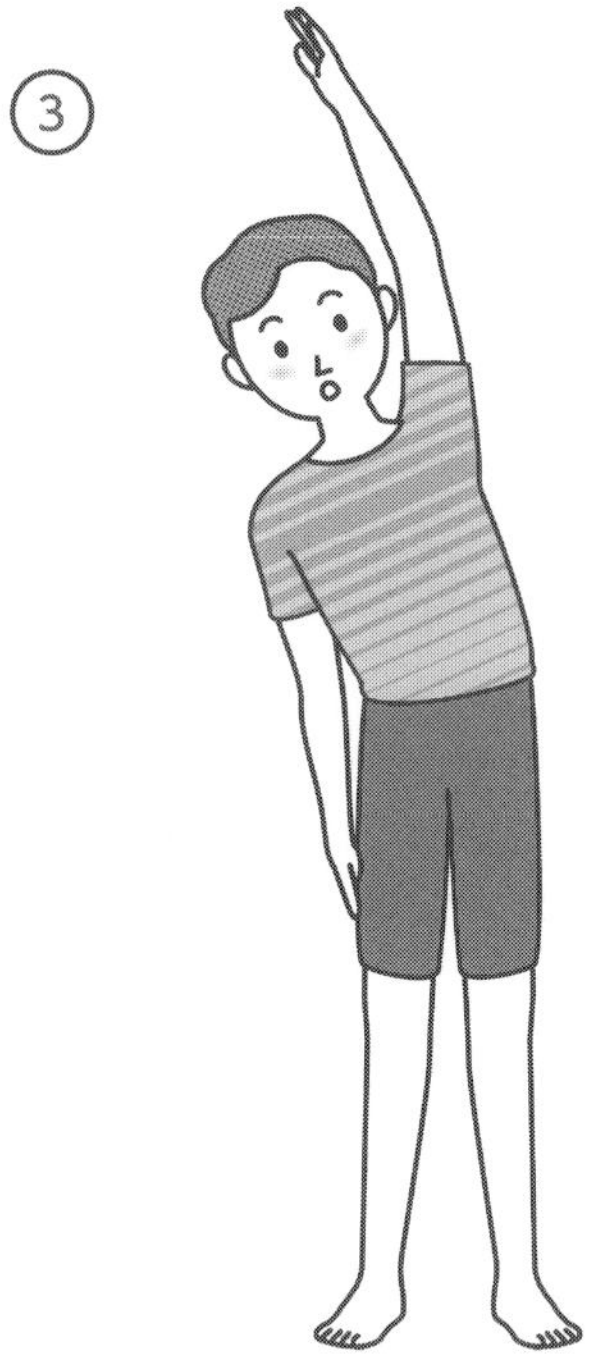

・曲げたところで、脇腹が伸びているのを感じながら、5秒くらいキープします。腹式呼吸をゆっくり行います。

・手を上げてゆっくり倒す動きを、10回くらい行います。

・右手も同様に行います。

POINT

・手を上げにくい場合は、上がるところまででOKです。例えば、ひじから先を頭の上に乗せた状態で身体を軽く曲げるなど、できる範囲でやってみましょう。
・脇腹を伸ばすときは強く曲げようとせず、「伸びている」と感じるところまでにしましょう。

ここに注意！

ほかのズボトレでもそうですが、身体を曲げたときに、息を止めてしまうことがよくあります。身体がかたまってしまうので、そんなときは、腹式呼吸すると、身体の硬さがほぐれていきます。

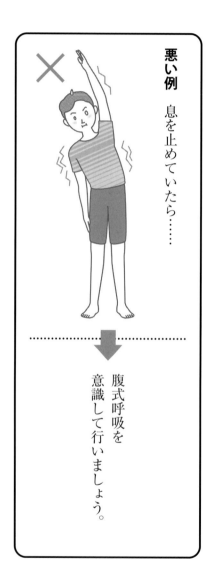

悪い例　息を止めていたら……

腹式呼吸を
意識して行いましょう。

こんなライフシーンも、ズボトレに有効活用

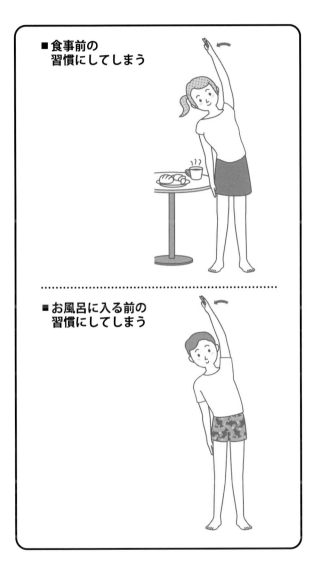

■食事前の
習慣にしてしまう

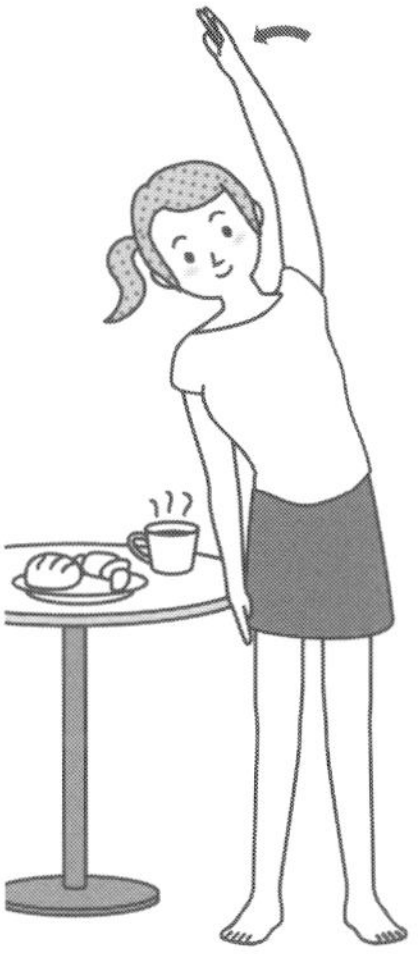

■お風呂に入る前の
習慣にしてしまう

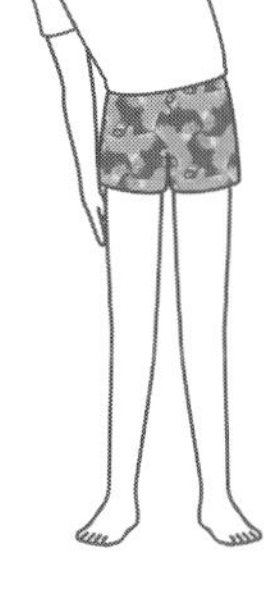

ズボトレ8

腕ねじり

腕をねじらせる動きをします。座って行うこともできるトレーニングです。

①

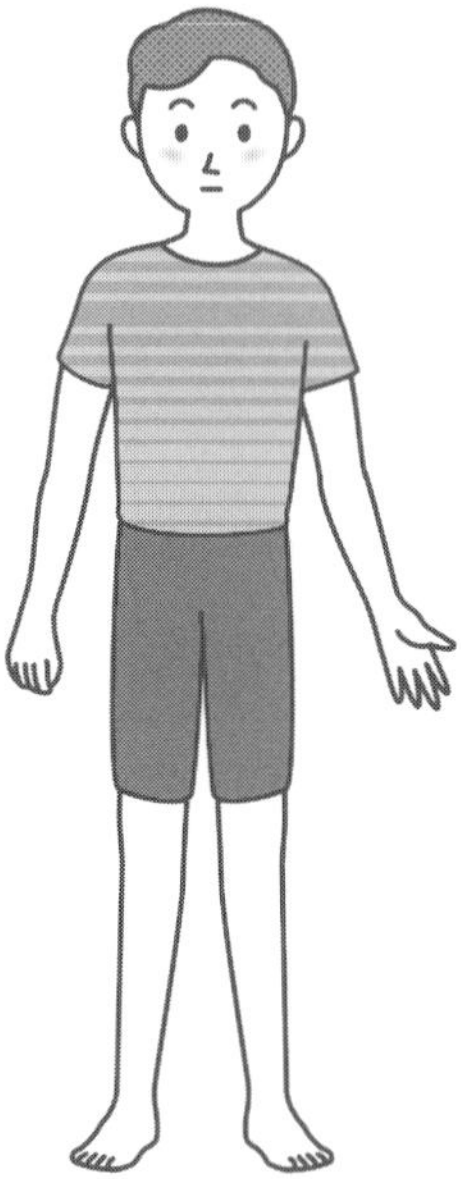

正面を向き、正しい姿勢で、肩幅くらいに足を広げて立ちます。左手を横斜め下に伸ばし、手のひらを正面に向けます。腹式呼吸をゆっくり行います。

②

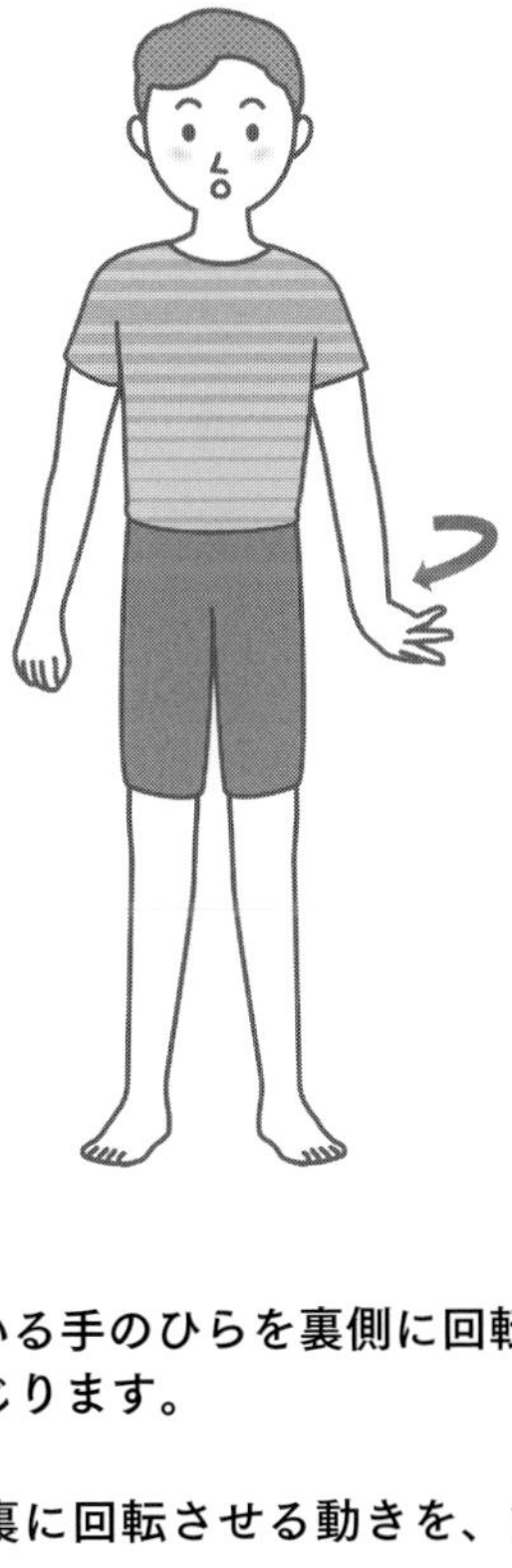

・正面に向けている手のひらを裏側に回転させ、できるところまでねじります。

・手のひらを表裏に回転させる動きを、10回くらい行います。

・右手も同様に行います。

POINT

・両手を同時に行うより、片手ずつ行うほうが、効果をより得られやすくなります。
・ねじるときは、できるところまででOKです。

ここに注意！

手のひらを裏側に回転させるときに、肩が前に出てしまうことがあります。悪い姿勢のまま行うと、かえって身体を痛めてしまいます。こうした場合も、腹式呼吸を意識すると、お腹にいい感じで力が入り、正しい姿勢をとりやすくなります。

悪い例　肩が前に出てしまったら……

↓

腹式呼吸をして、正しい姿勢をとりましょう。

こんなライフシーンも、ズボトレに有効活用

■電子レンジで調理中に

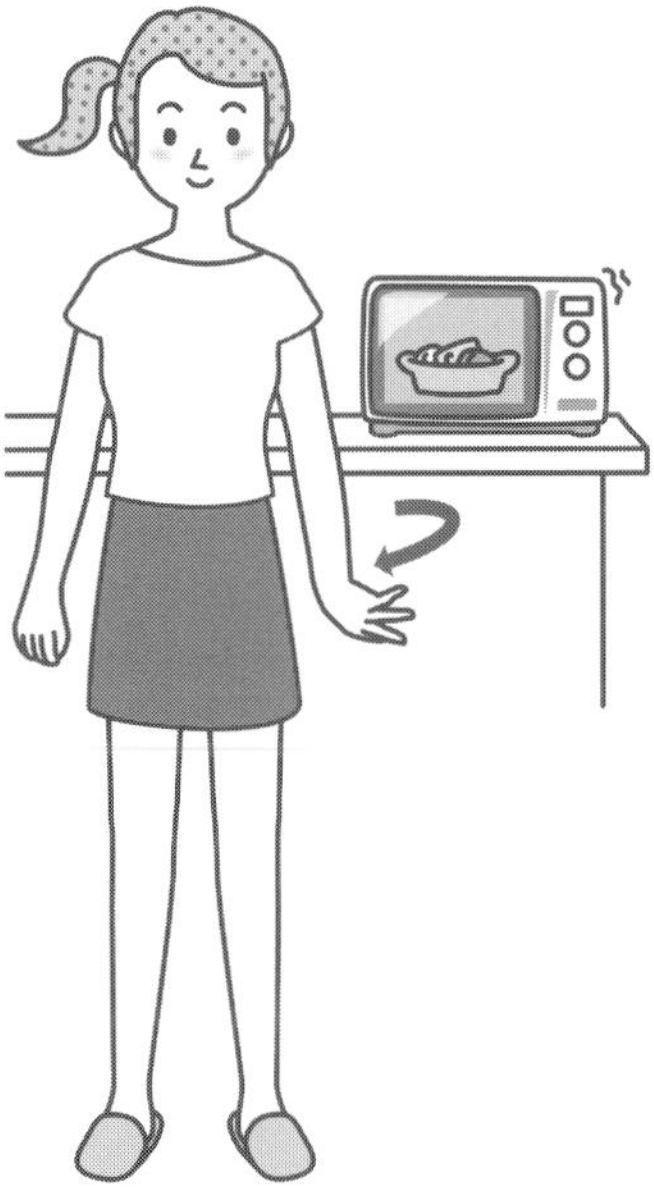

ズボトレ9

首たおし

頭を左右・前後にたおして、首から神経に刺激を与えます。座って行うこともできます。

左右たおし

①

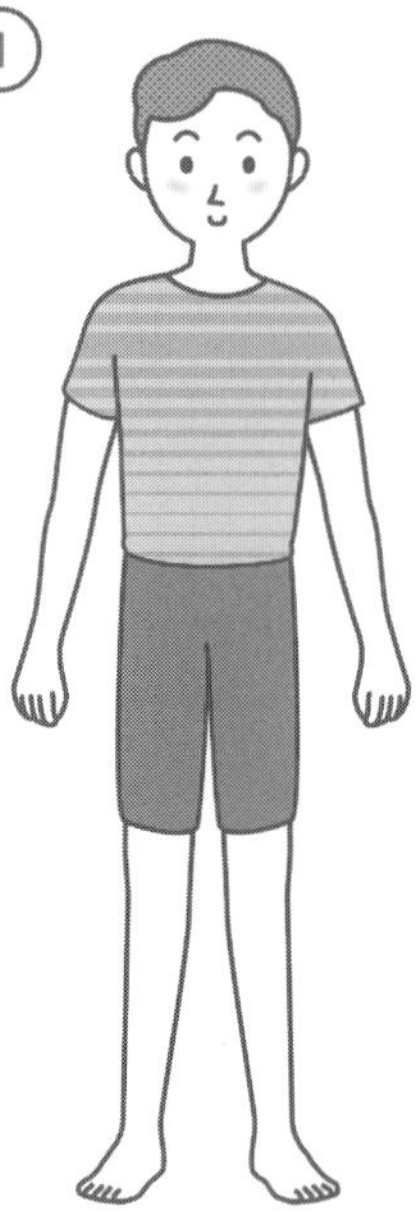

正面を向き、正しい姿勢で、肩幅くらいに足を広げて立ちます。肩を正面に向け、首をまっすぐの位置にします。腹式呼吸を行います。

②

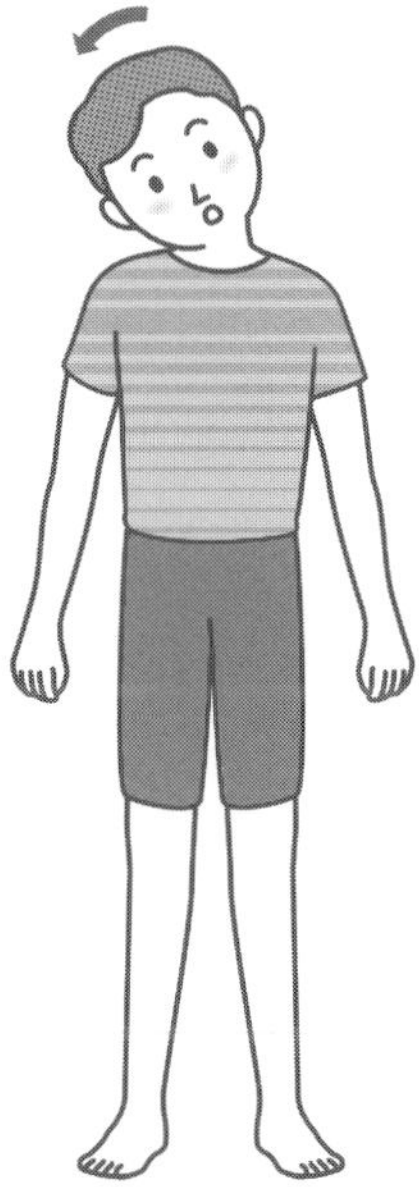

- 首を左側にゆっくりとたおします。

- たおした状態で、10 ～ 20 秒キープします。腹式呼吸をゆっくり行います。

- 首をゆっくりと元の位置に戻します。この動きを 10 回くらい行います。

- 右側も同様に行います。

前たおし

①

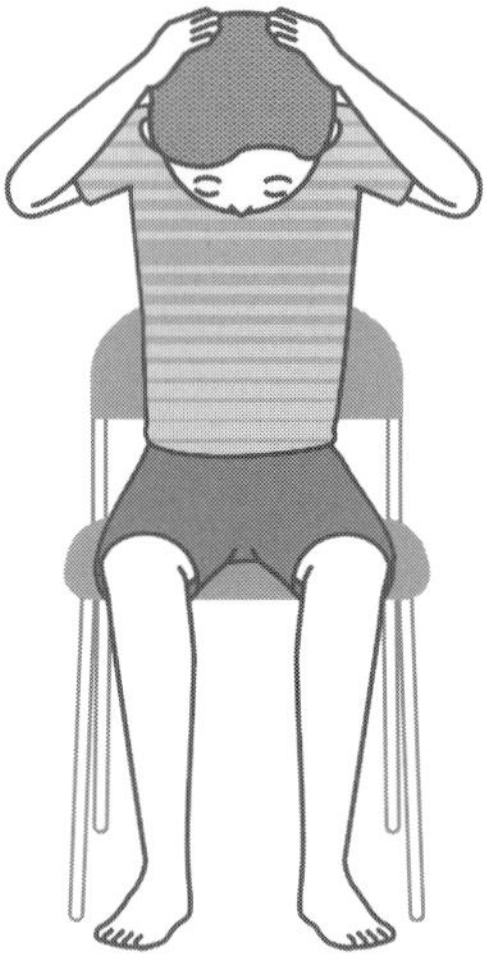

・肩を正面に向け、首をまっすぐの位置にします。腹式呼吸を行います。

・ゆっくり首を前にたおします。両手を軽く頭にそえてもよいでしょう。

②

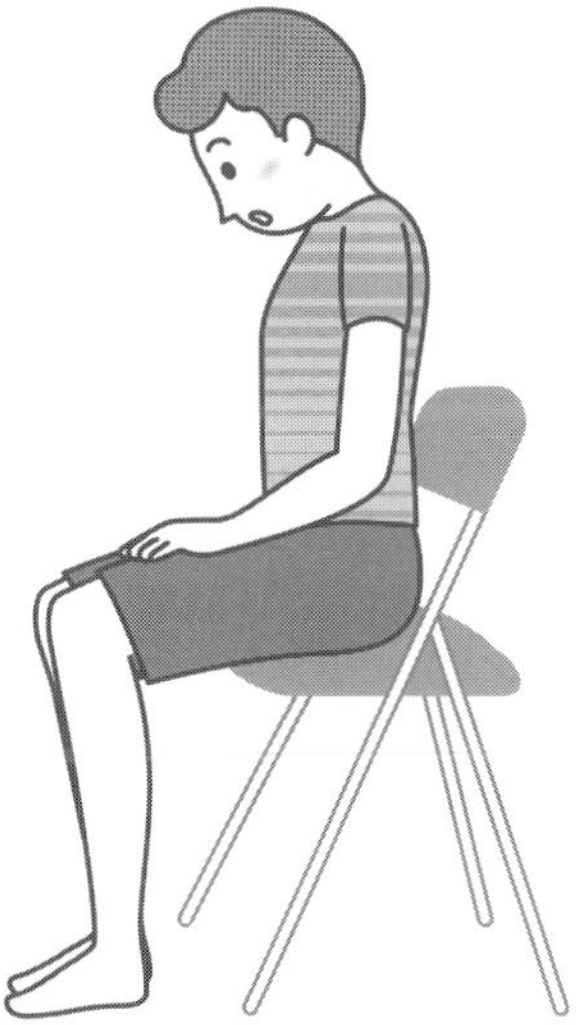

・たおした状態で、10 ～ 20 秒キープします。腹式呼吸をゆっくり行います。

・ゆっくりと元の位置に首を戻します。この動きを 10 回くらい行います。

後ろたおし

①

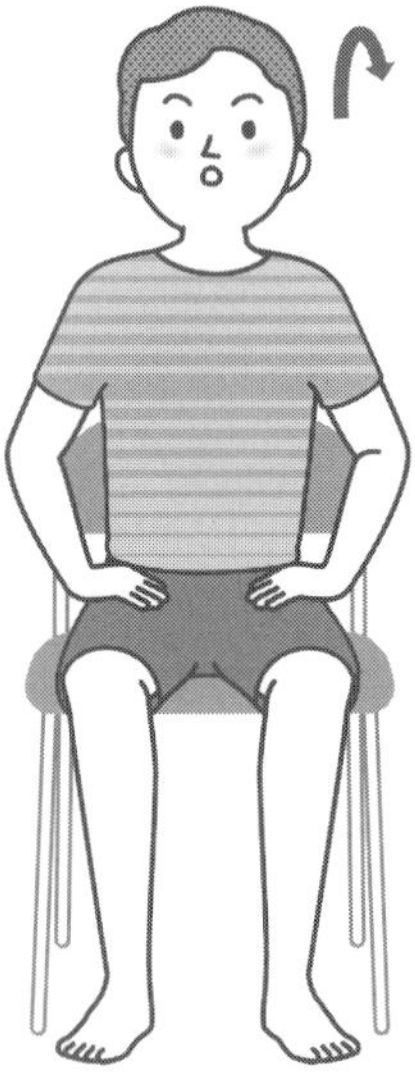

・肩を正面に向け、首をまっすぐの位置にします。腹式呼吸を行います。

・ゆっくりと首を後ろに倒します。

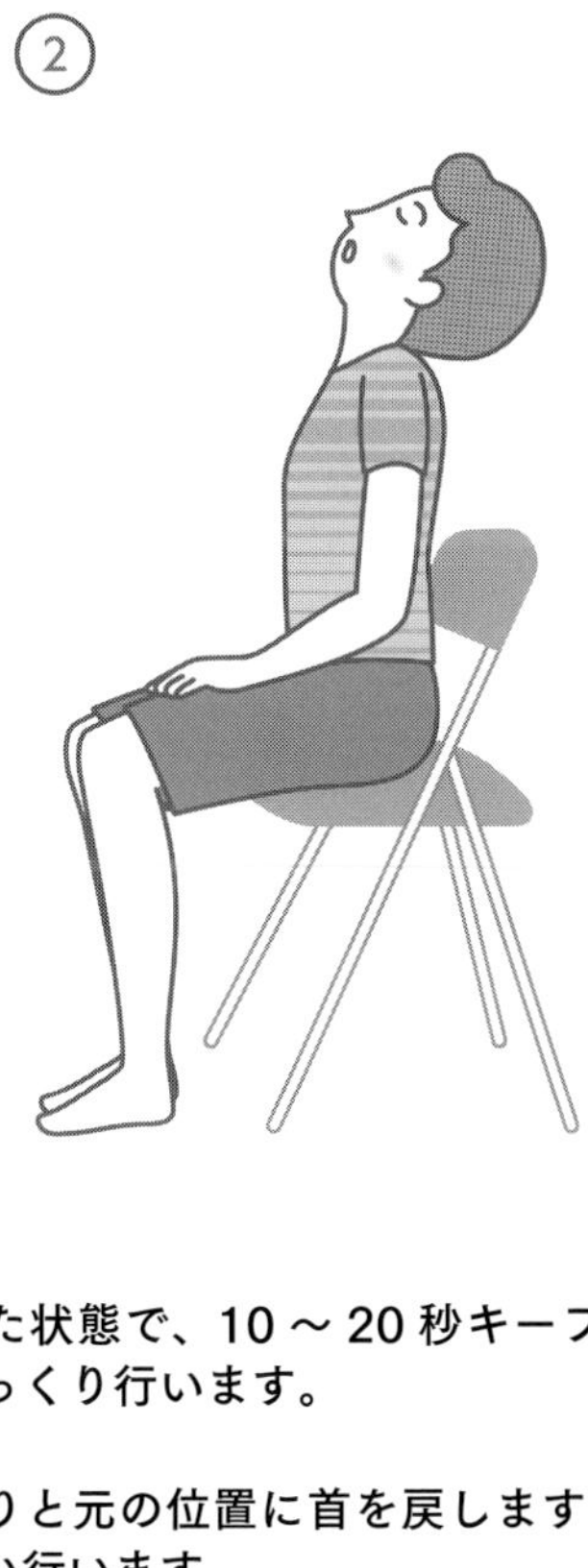

・たおした状態で、10 ～ 20 秒キープします。腹式呼吸をゆっくり行います。

・ゆっくりと元の位置に首を戻します。この動きを 10 回くらい行います。

POINT

・首を素早く動かすと、ふらつきを起こす原因になります。特に前後にたおすときは、ゆっくりした動作をより意識してください。

ここに注意！

首を前後にたおすとき、簡単な動きだからと思って気がゆるんでいると、後ろにたおすときに、身体ごとたおれてしまうことがよくあります。猫背の人は、首を前に倒すときに猫背になりがちです。始める前にきちんと正しい姿勢をとるよう意識しましょう。

悪い例

・猫背のまま首を前にたおしてしまう……
・後ろに首をたおすとき、身体もたおれてしまう……

↓

腹式呼吸をして、正しい姿勢をとりましょう。

こんなライフシーンも、ズボトレに有効活用

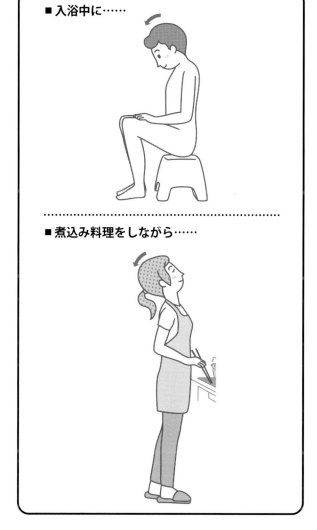

■入浴中に……

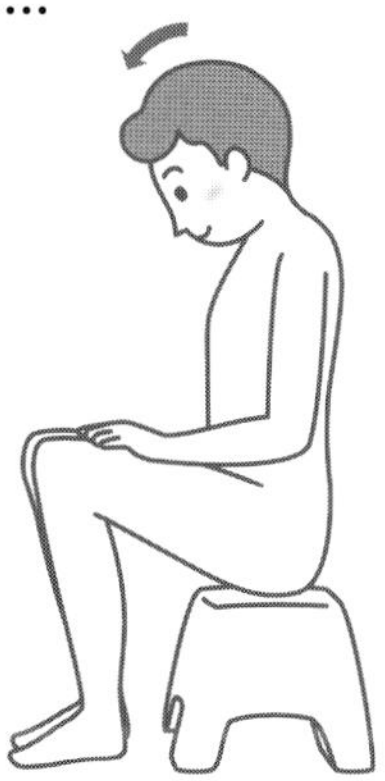

■煮込み料理をしながら……

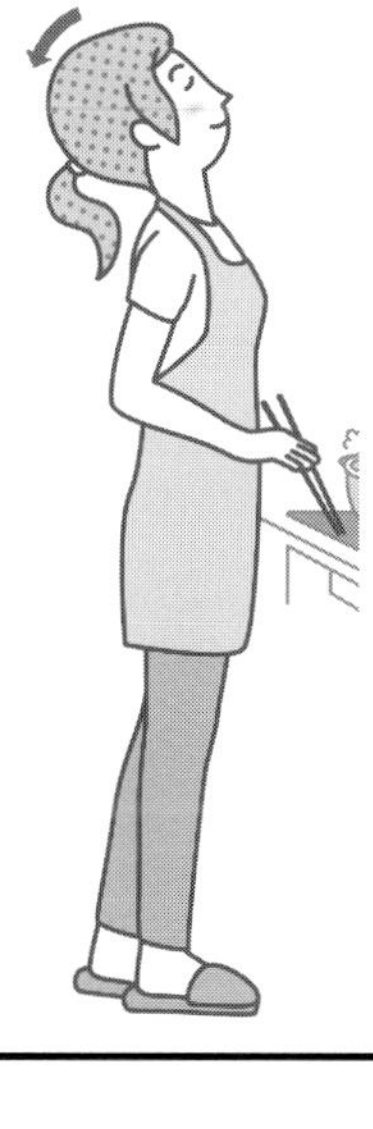

ズボトレ10

背中丸め

上半身全体を動かしながら、呼吸を意識することで、クールダウンの効果もあります。

①

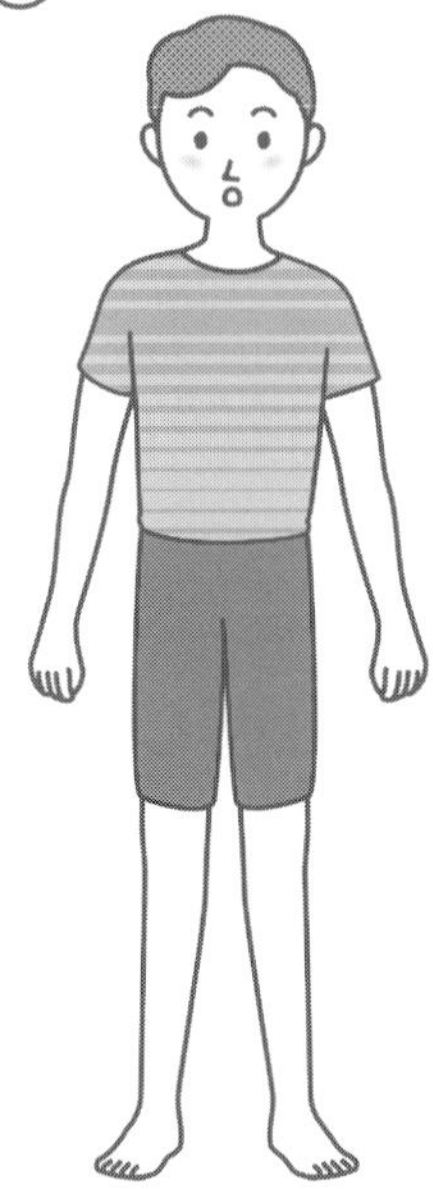

正面を向き、正しい姿勢で、肩幅くらいに足を広げて立ちます。

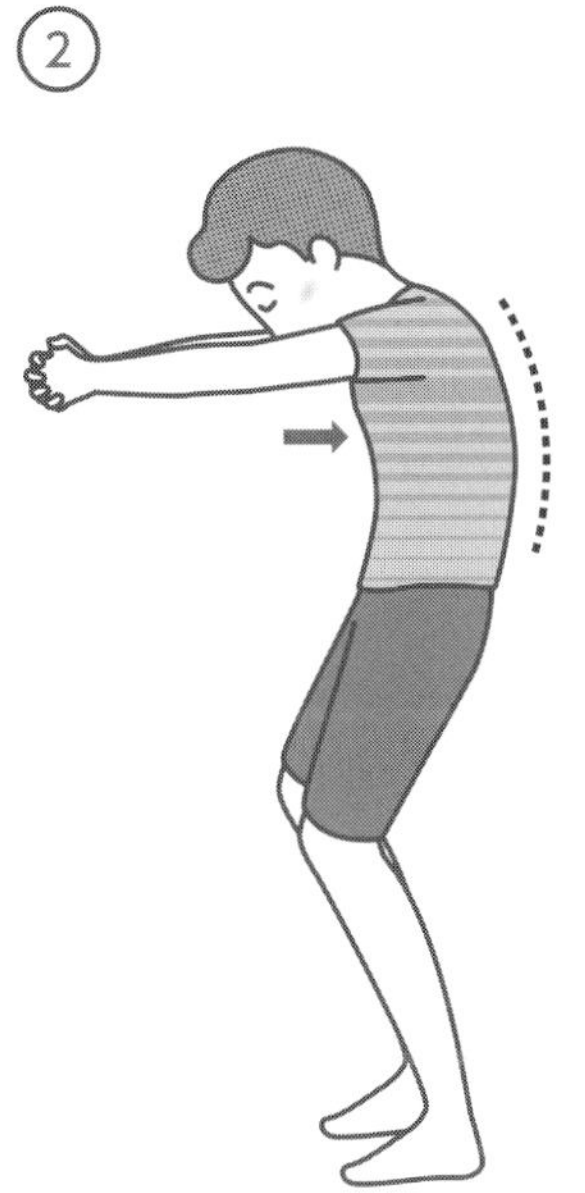

両手を前に出して組んで、背中を丸めながら、腹式呼吸をゆっくり行います。

POINT

・お腹をのぞきこむようにしてあごを引くと、背中が丸まりやすくなります。
・背中を丸めるとき、背中と肩全体が動いていることに意識を向けると、より効果的です。

③

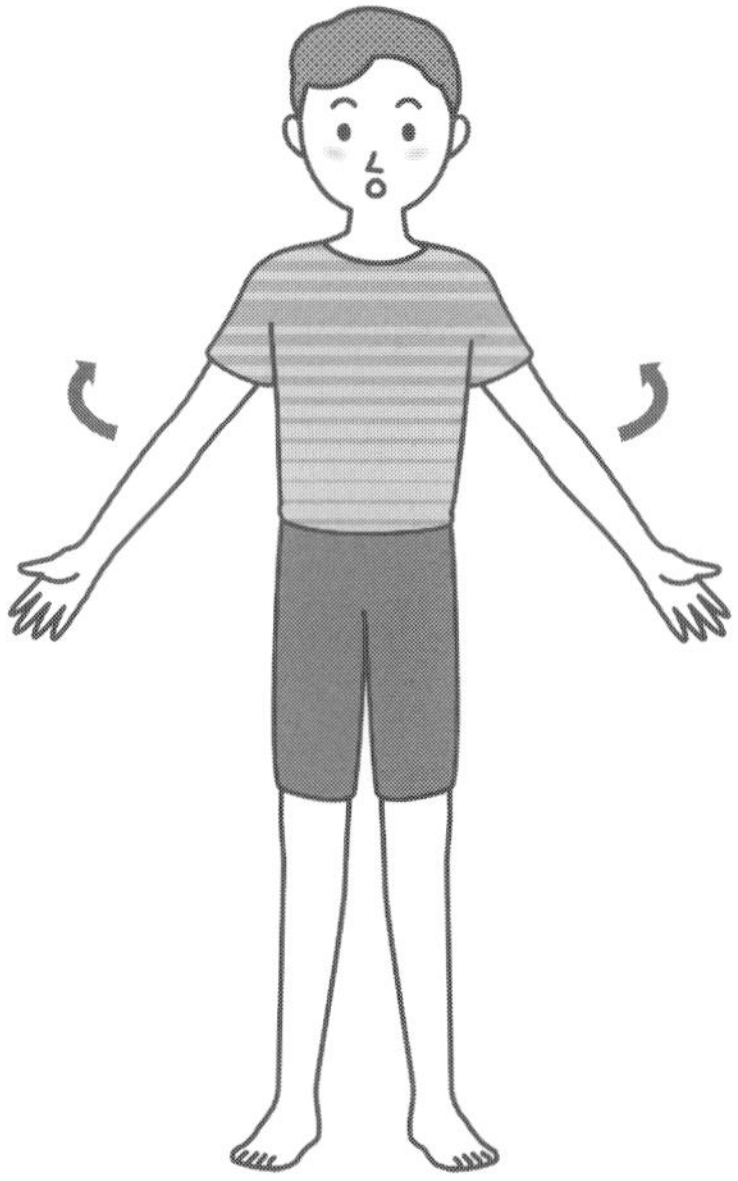

・上半身を起こし、組んでいる両手を離します。

・胸を張りながら両手を後ろに広げていきます。

・この背中を丸めて胸を張る動きを 10 回くらい行います。

ここに注意！

胸を張って手を後ろに広げる動きのとき、お腹が前にでてしまうことがあります。腰に負担がかかりかねないので、注意しましょう。

悪い例　胸を張るときお腹が前に出てしまったら……

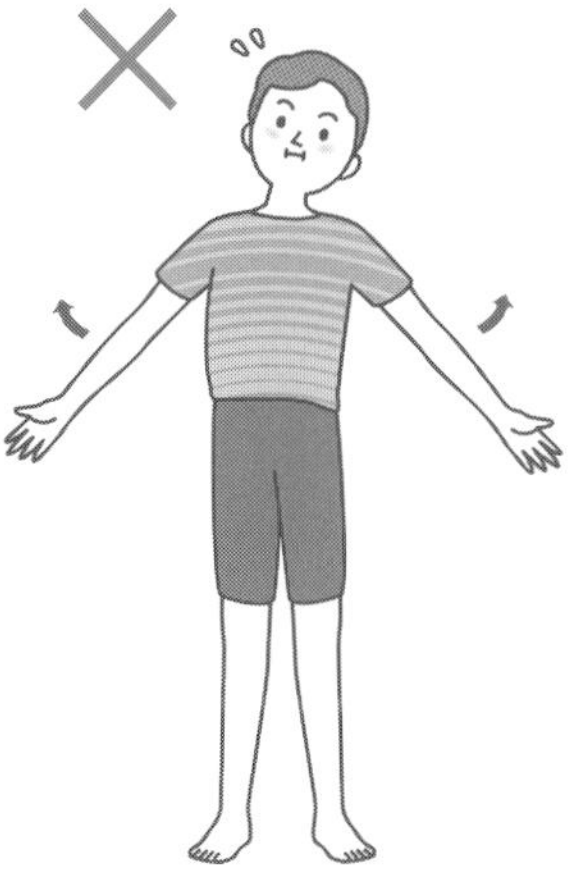

腹式呼吸をして、正しい姿勢をとりましょう。

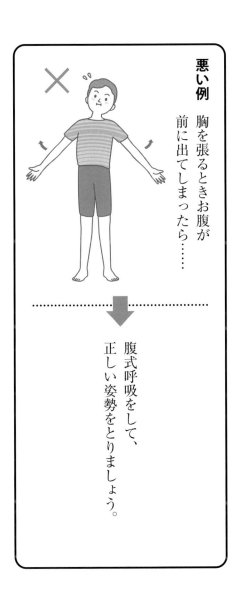

こんなライフシーンも、ズボトレに有効活用

ズボトレ10の「背中丸め」では、背骨やその周りの筋肉がゆるみ、背骨の周りに通っている自律神経に良い影響を与えます。リラックス効果が高まることで、質の良い睡眠を得ることにつながります。

■寝る前、気持ちを整えるために

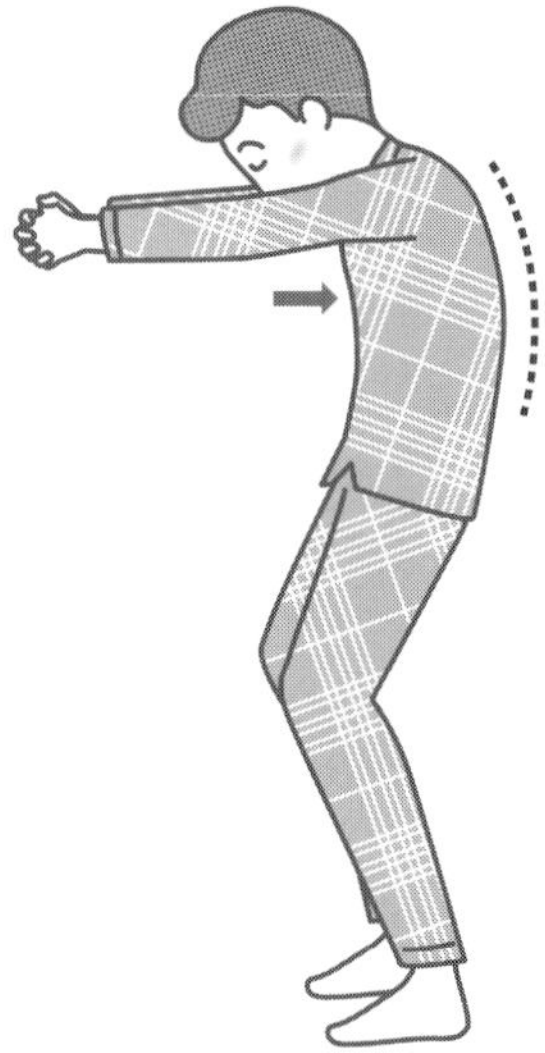

ズボトレを継続させるコツ

「ズボトレ」を行うようになると、10種類の中から、自分の症状に合っていると感じるものが見つかるかもしれません。

しかし、そう感じたとしても、その1つだけに絞り込んで繰り返し行うのではなく、10種類をすべて行うよう意識していただければと思います。

また、一度、一通りやってみたときに、「えっ、こんな簡単な動きで、本当に効果があるの？」と、疑問を抱くかもしれません。

けれども、例えば朝晩2回、10種類をすべて行ってみると、「毎日続けるとなると、けっこう大変だ……」と感じる人が、意外に多いのです。

続けるのは大変そうだと感じたら、ここで紹介した、「こんなライフシーンも、ズボトレに有効活用」を参考に、ご自身のライフシーンの中にあるちょっとしたスキマ時間をぜひ活用してみてください。

心と身体をメンテナンスする「ズボトレ」は、継続することに意味があります。

例えば、車や、日ごろ使っている道具などにしても、日常的にメンテナンスをしていれば、長く使い続けることができます。

人間の身体も同じこと。ましてや、モノであれば壊れたら修理すれば何とかなりますが、人間の身体や心は、壊れてしまったら大変です。


もちろん、体調がすぐれなかったり、都合が悪かったりして、できない日はあると思います。そういうときには、無理にやらなくてもいいですし、できなかったからと言って「続けられなかった……」と、自分を責める必要なんてまったくありません。

せっかくのメンテナンスが、ストレスになってしまったら台無しです。

ムリなく、気軽に。「ズボラでいいんだ」と思い出して、あなたのペースで続けてください。

SECTION 5

自律神経を集中的に整えたいときは「ズボトレ・プラス」

ズボトレと組み合わせて、効果アップ

仕事が忙しくて疲れがたまってしまったときなど、いつも以上に自律神経の不調に悩まされることがあると思います。

そうしたときに、いつもの「ズボトレ」にプラスして行うことができるのが「ズボトレ・プラス」です。

11種類ありますが、自律神経を整えるのに効果的で、なおかつ、誰でも気軽に行いやすいものをチョイスしました。

時間に余裕のある人は、「ズボトレ」と組み合わせて行ってみてください。

胸をさするだけで気持ちが落ち着き腰痛&猫背も解消?!

胸の筋肉が硬いと肩が前に出て猫背になりがちです。猫背になると、首から背中、腰にかけての筋肉が緊張状態になるので、筋肉が疲労してしまい、自律神経が乱れるだけでなく腰痛もまねいてしまいます。

左右の手を鎖骨のあたりでクロスさせて、胸の筋肉をゆっくり10回くらいさすります。胸の部分の筋肉をさすると、血液の循環がよくなるので、胸の筋肉の緊張がとれていきます。そうすれば、自律神経が整うのはもちろん、前傾姿勢がもとに戻りますから、腰の痛みをやわらげることができるのです。猫背で腰痛がある人は、試してみてください。

ズボトレ

プラス1

上腕伸ばし

パソコンやスマホを使っているときは、腕が曲がった無理な姿勢をしていますから、腕の筋肉が凝りかたまりやすくなります。こりがひどくなると、血液が上手に循環できなくなって、自律神経が乱れてしまいます。

パソコンやスマホをよく使う人は、上腕を形成する筋肉の上腕筋を意識して、ストレッチを行いましょう。

①

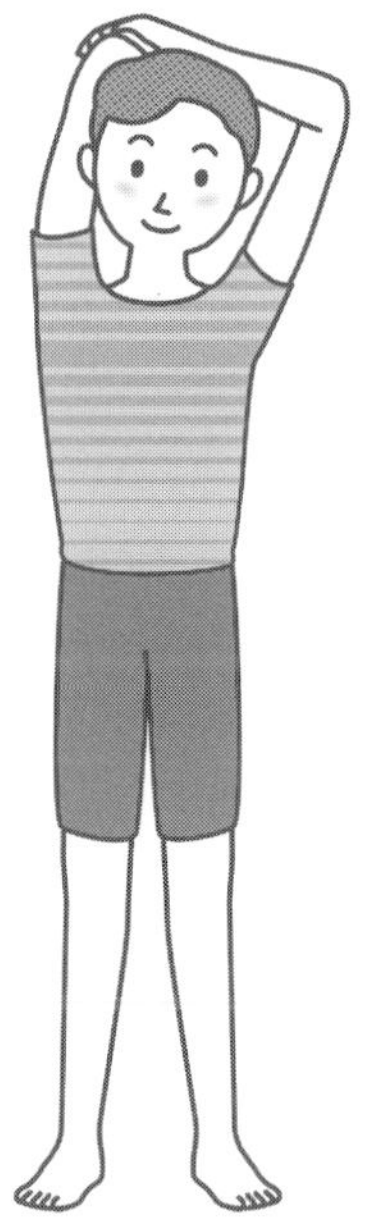

腹式呼吸をしながら、背筋を伸ばして立ち、片ヒジを曲げて後頭部の横に上げます。ヒジの部分をもう一方の手で持ちます。

②

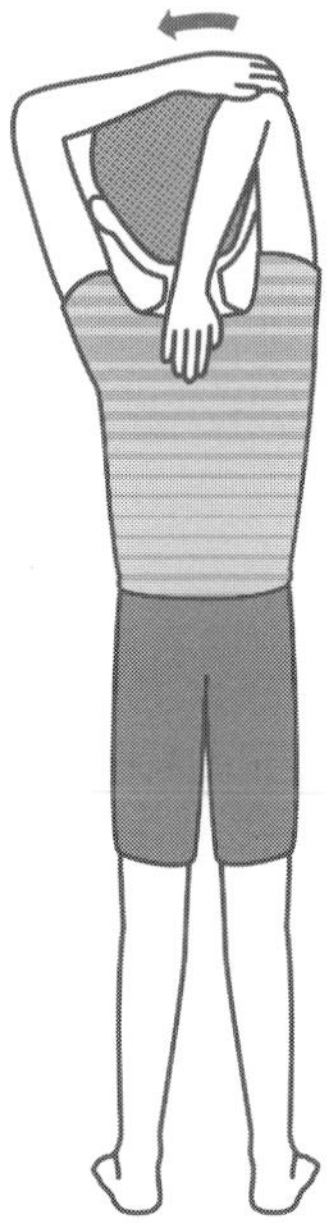

ヒジを頭のほうに引き寄せます。腹式呼吸を繰り返し、10～15秒くらいキープします。左右それぞれ、同じように行います。

ズボトレ

プラス2

上腕&胸伸ばし

肩と胸の筋肉を同時にほぐすことができ、肩こりや猫背の改善にも効果的です。姿勢が悪いと身体のあちこちに負荷がかかってしまいますが、中でも猫背だと呼吸が浅くなってしまうので、自律神経が乱れやすくなります。

猫背の改善を意識して、仕事の合間など壁を利用して行ってみましょう。

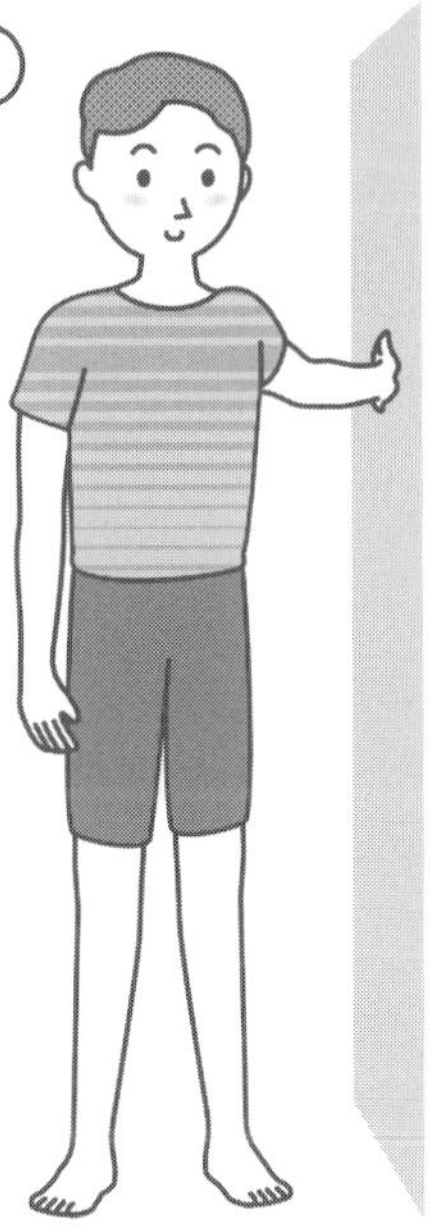

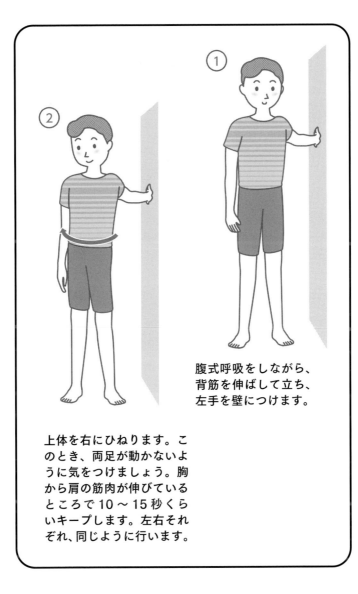

①

腹式呼吸をしながら、背筋を伸ばして立ち、左手を壁につけます。

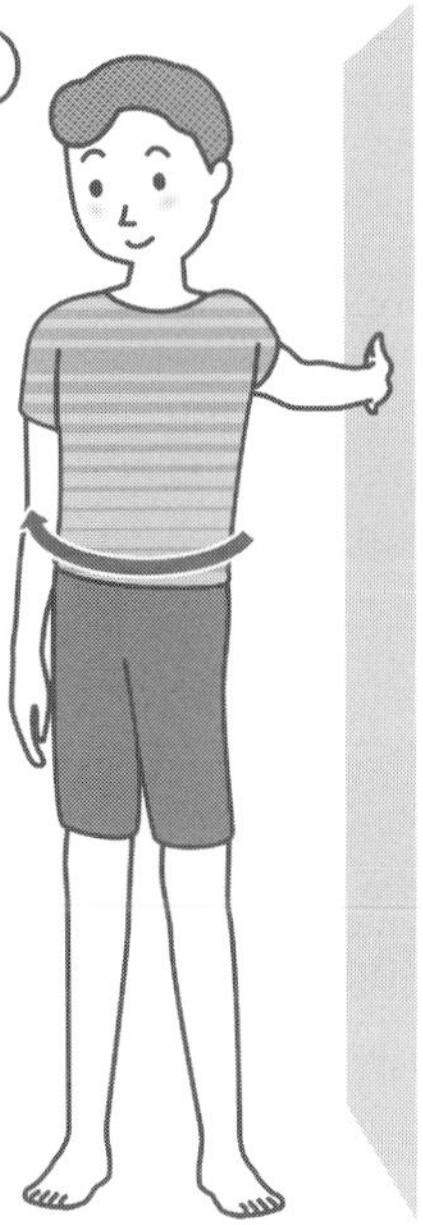

②

上体を右にひねります。このとき、両足が動かないように気をつけましょう。胸から肩の筋肉が伸びているところで10～15秒くらいキープします。左右それぞれ、同じように行います。

ズボトレ

プラス3

胸ほぐし

肩の内側についている大胸筋という筋肉をほぐすことができるストレッチです。大胸筋が緊張状態になると、肩こりだけでなく、背中が張った感じになり、深く呼吸ができなくなります。

深い呼吸ができなくなると、自律神経が乱れてしまいます。「最近、呼吸が浅いかな?」と感じたら、このストレッチを意識して続けてください。

①

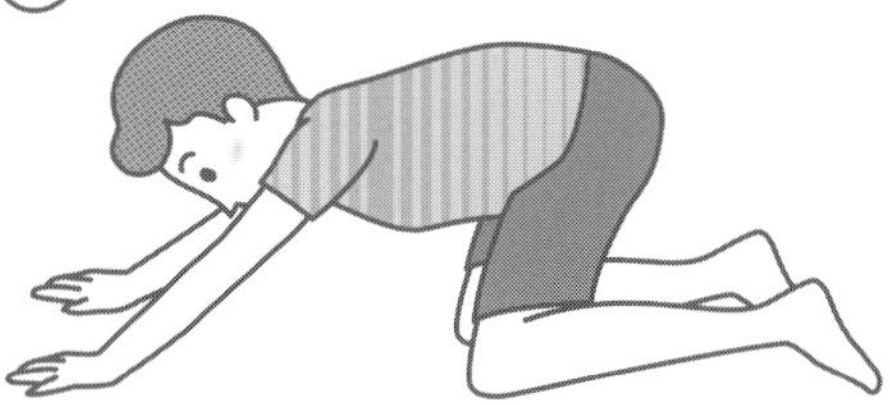

四つんばいになり、腹式呼吸をします。胸を前に伸ばすようにしながら、ゆっくりとおしりを後ろに突き出していきます。

②

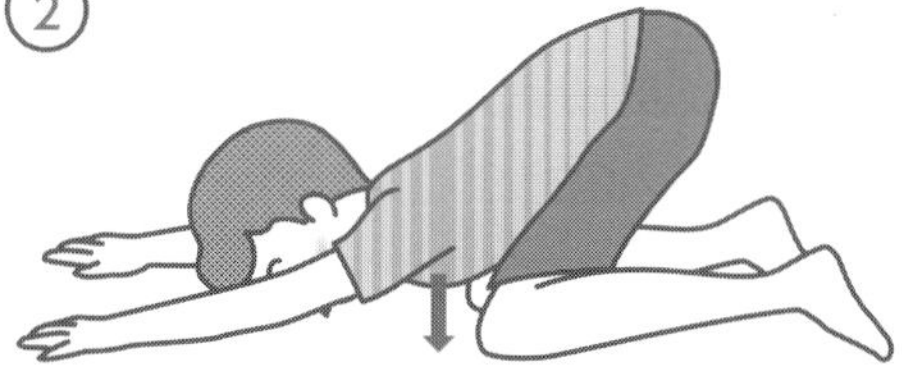

胸を床に近づけるようにします。この状態で 10 ～ 15 秒くらいキープします。

ズボトレ

プラス4

背中ほぐし

デスクワークなどで長時間同じ姿勢で座り続けていると、血液の流れが悪くなってしまうだけでなく、猫背を悪化させる原因にもなります。

背中の脊柱起立筋という筋肉が衰えると、背骨を固定できず猫背になりやすくなりますが、このストレッチを行うことで適度な刺激を与えることができ、自律神経を整えることに効果を発揮します。

①

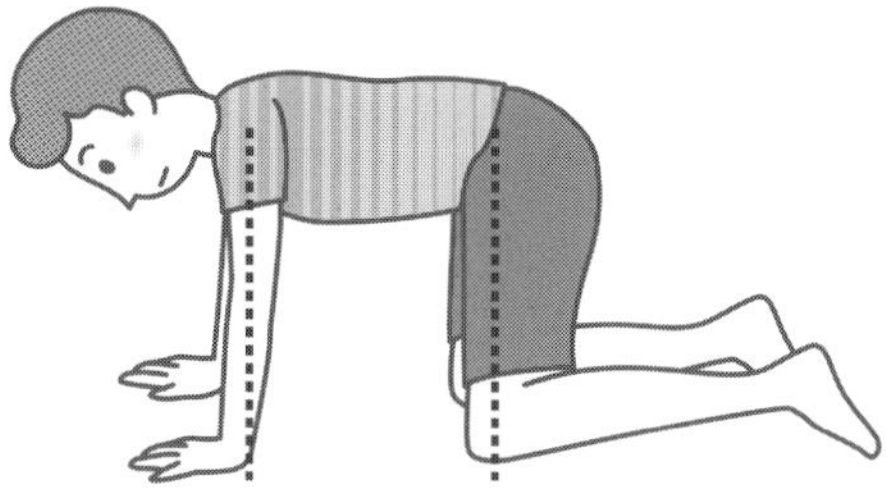

四つんばいになり、腹式呼吸をします。両手は肩の真下、両膝は股関節の真下にくるような姿勢をとります。

②

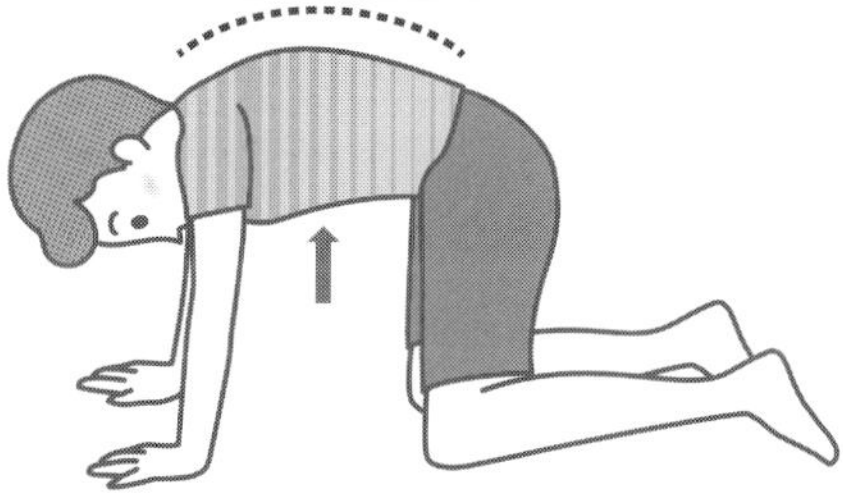

おなかをへこませて背中を丸め、腹式呼吸をしながら元の姿勢に戻します。

ズボトレ

プラス5 肩甲骨ほぐし

肩甲骨の動きに大きくかかわっているのが、首の後ろから肩、背中まで広がる僧帽筋という筋肉です。

肩甲骨を左右に開くこのストレッチを行うことで、背中全体の緊張状態をほぐすこともできます。

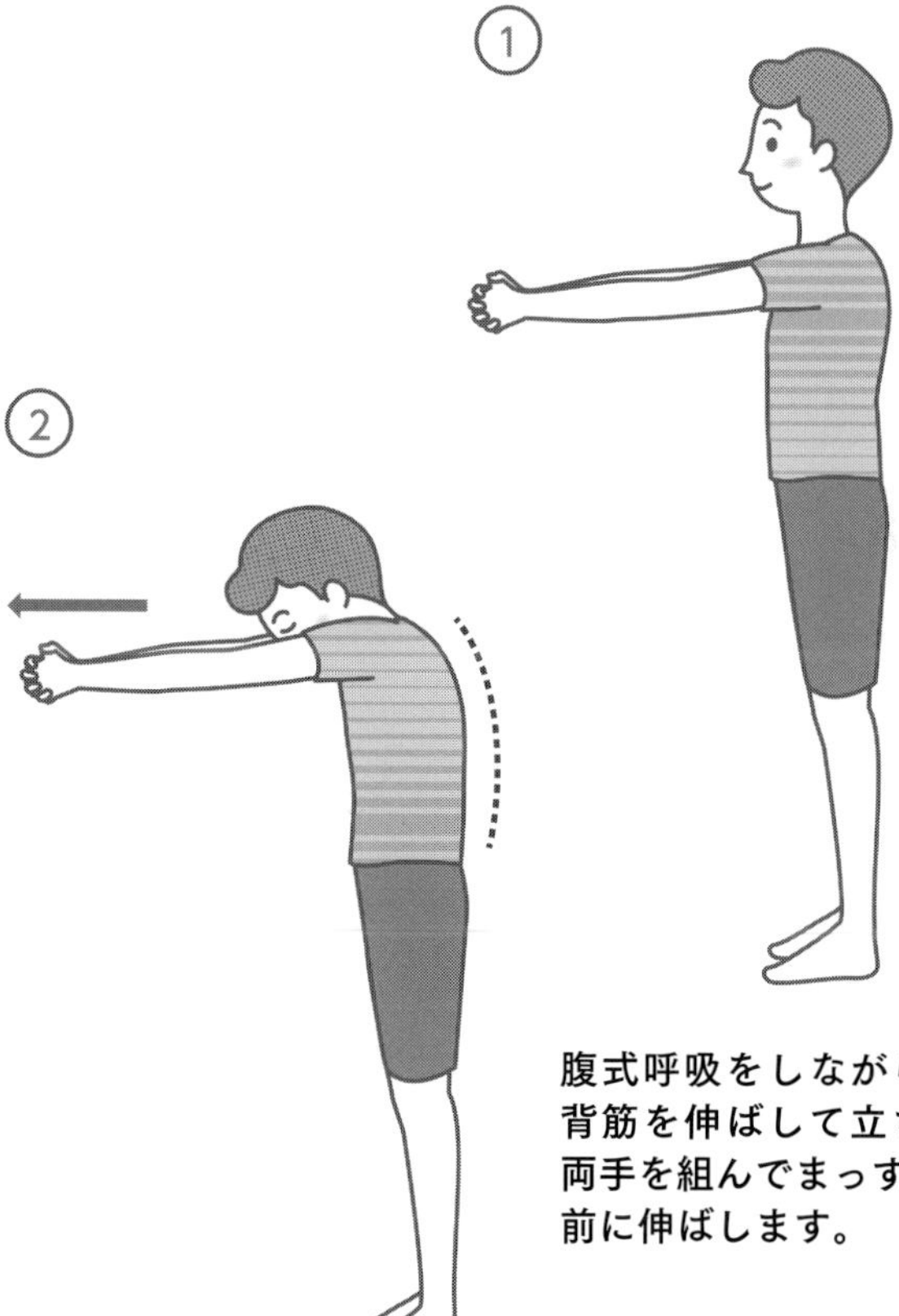

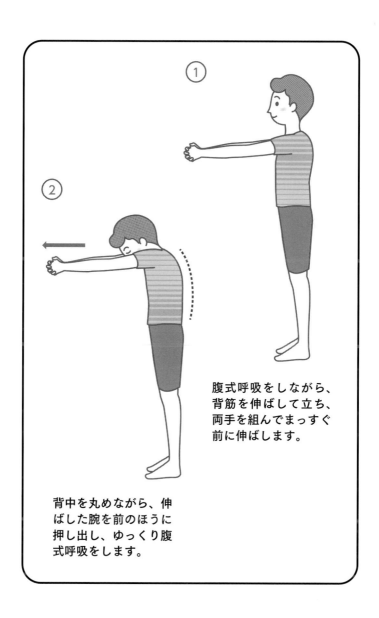

腹式呼吸をしながら、背筋を伸ばして立ち、両手を組んでまっすぐ前に伸ばします。

背中を丸めながら、伸ばした腕を前のほうに押し出し、ゆっくり腹式呼吸をします。

ズボトレ

プラス6 膝引き寄せ

お尻の筋肉は、なかなか緊張状態が解けにくいところです。この部分をほぐすことでも、自律神経を整えて、心をリラックスさせることができます。

また、このストレッチでは、背中を丸める動作をすることで、同時に、背中の緊張もほぐすことができます。

①

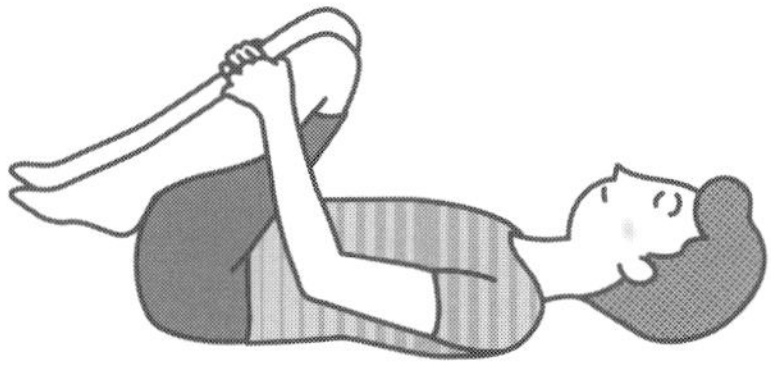

あおむけになって、腹式呼吸をしながら、両手で膝をかかえます。

②

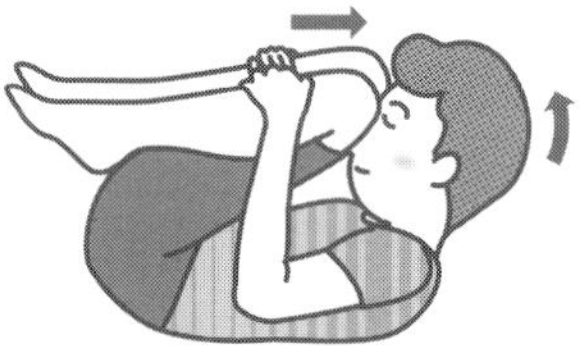

かかえた膝を、両手でゆっくりと胸のほうに引き寄せながら、身体を小さく丸めます。この状態で10～15秒くらいキープします。

ズボトレ

プラス7

前腕伸ばし

パソコンやスマホを使うときに酷使しているにもかかわらず、ほとんどメンテナンスされていないのが、ヒジから手の甲にかけての筋肉です。

放っておくと、ヒジや手首の関節の動きが悪くなることがありまし、自律神経の乱れにもつながりますので、ストレッチを定期的に行うよう意識しましょう。

①

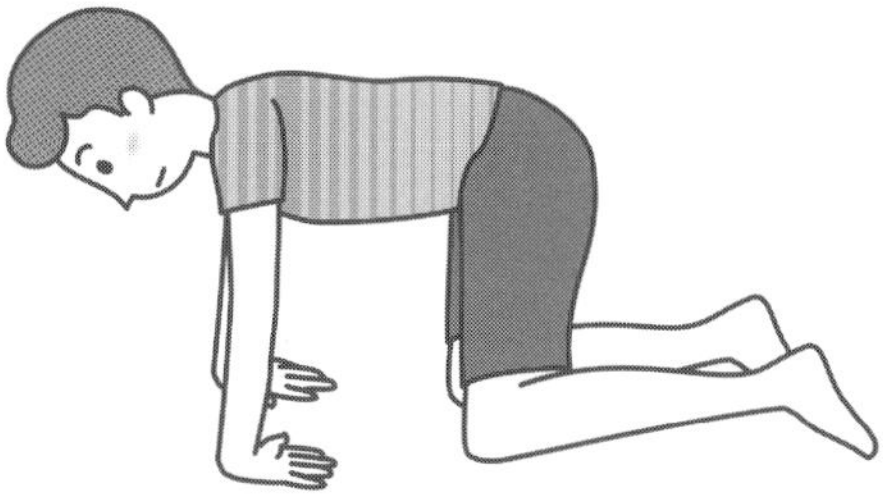

四つんばいになって、腹式呼吸をします。手のひらを上に向けて、手の甲を床につけます。

②

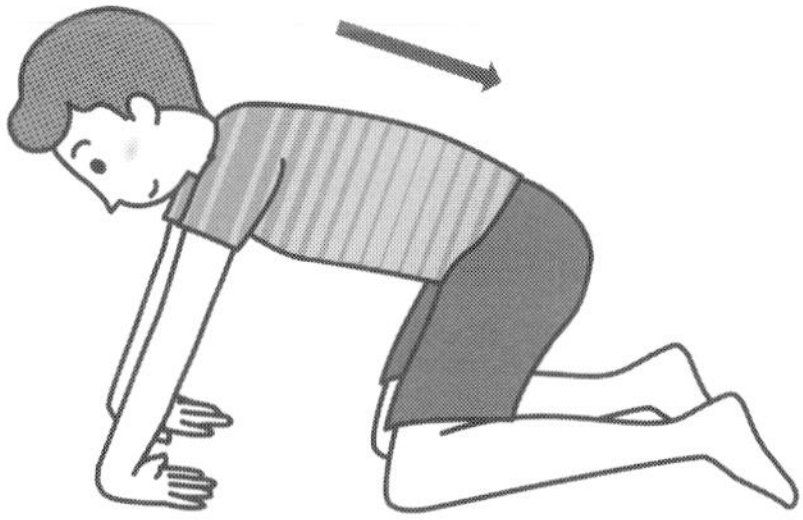

体重をゆっくりと下半身のほうに乗せて、前腕の外側を伸ばします。この状態で 10 ～ 15 秒くらいキープします。

ズボトレ

プラス8 あおむけ足クロス

座った状態を長時間続けていると、お尻の横あたりの筋肉がガチガチになってしまうことがあります。お尻にある筋肉がかたまってしまうと骨盤が後ろに傾きやすくなり、正しい姿勢をとりにくくなってしまいます。このストレッチなら、背中の筋肉ほぐしも同時に行えます。

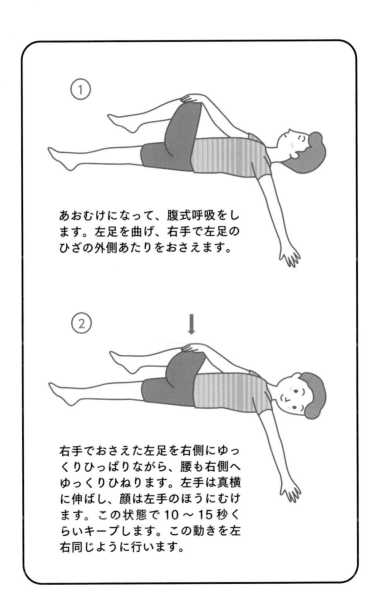

①

あおむけになって、腹式呼吸をします。左足を曲げ、右手で左足のひざの外側あたりをおさえます。

②

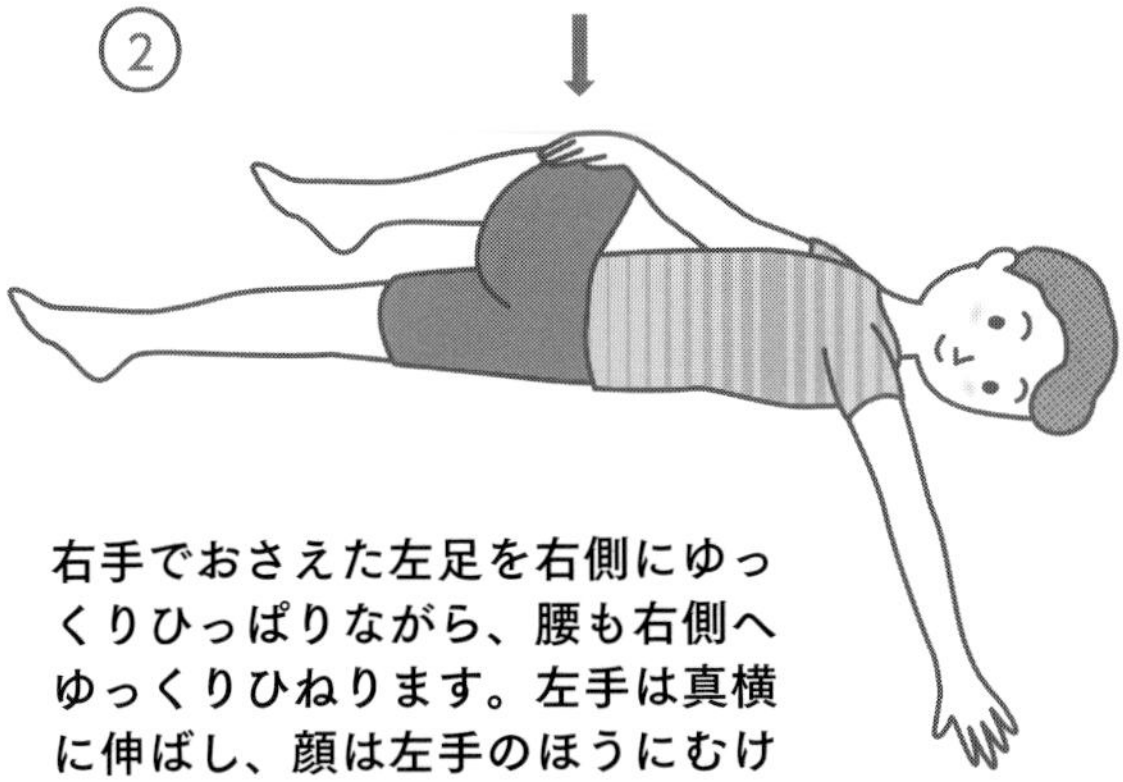

右手でおさえた左足を右側にゆっくりひっぱりながら、腰も右側へゆっくりひねります。左手は真横に伸ばし、顔は左手のほうにむけます。この状態で 10 ～ 15 秒くらいキープします。この動きを左右同じように行います。

ズボトレ

プラス9

座ってお尻ほぐし

デスクワークなどで座り仕事が長い人には、イスに座ったままできるストレッチがおすすめです。仕事の合間でも気軽にできますが、しっかりお尻の筋肉をほぐせます。

習慣化すれば、改善はもちろん、腰痛などの予防にも効果的です。

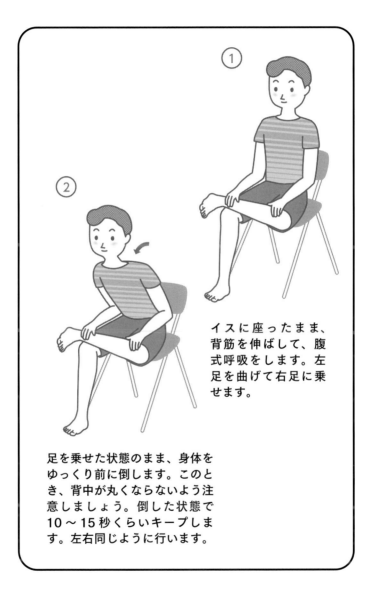

①

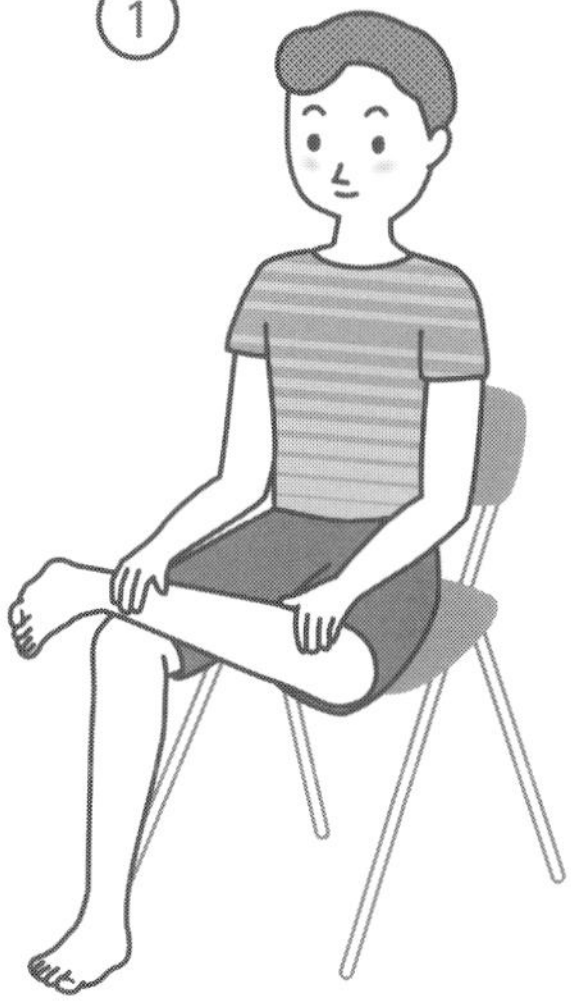

イスに座ったまま、背筋を伸ばして、腹式呼吸をします。左足を曲げて右足に乗せます。

②

足を乗せた状態のまま、身体をゆっくり前に倒します。このとき、背中が丸くならないよう注意しましょう。倒した状態で10～15秒くらいキープします。左右同じように行います。

ズボトレ

プラス10

足開き上体ひねり

お腹にある筋肉の緊張は、自律神経を乱す大きな要因の1つですから、お腹の筋肉をほぐすことも大切です。

また、股関節のストレッチでは、血流がよくなる効果のほか、股関節を正しい位置に調整することも期待でき、腰痛の改善にも役立ちます。

足を肩幅より少し広めに開いて、ひざを90度くらいに曲げ、腹式呼吸をします。ひざの内側に両方の手をあてます。

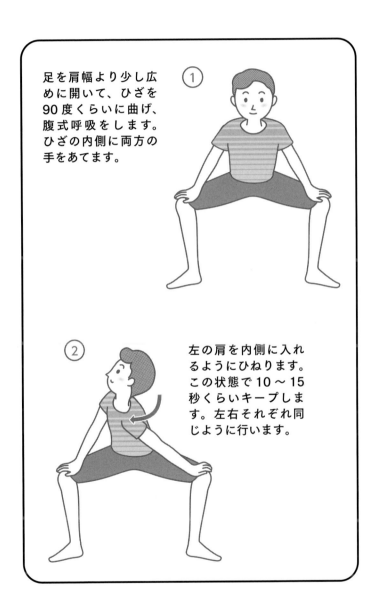

①

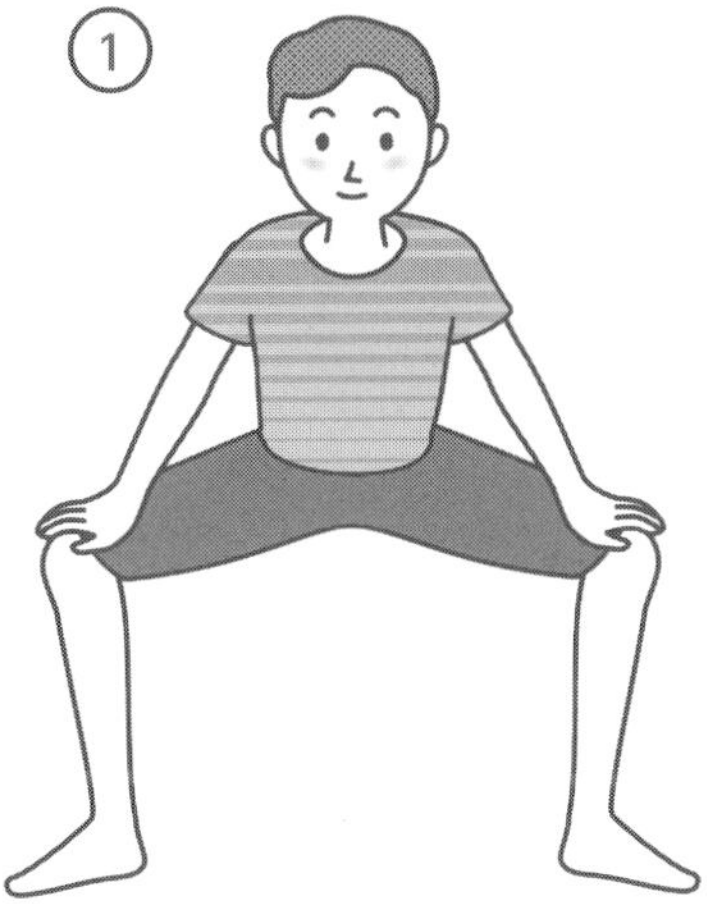

②

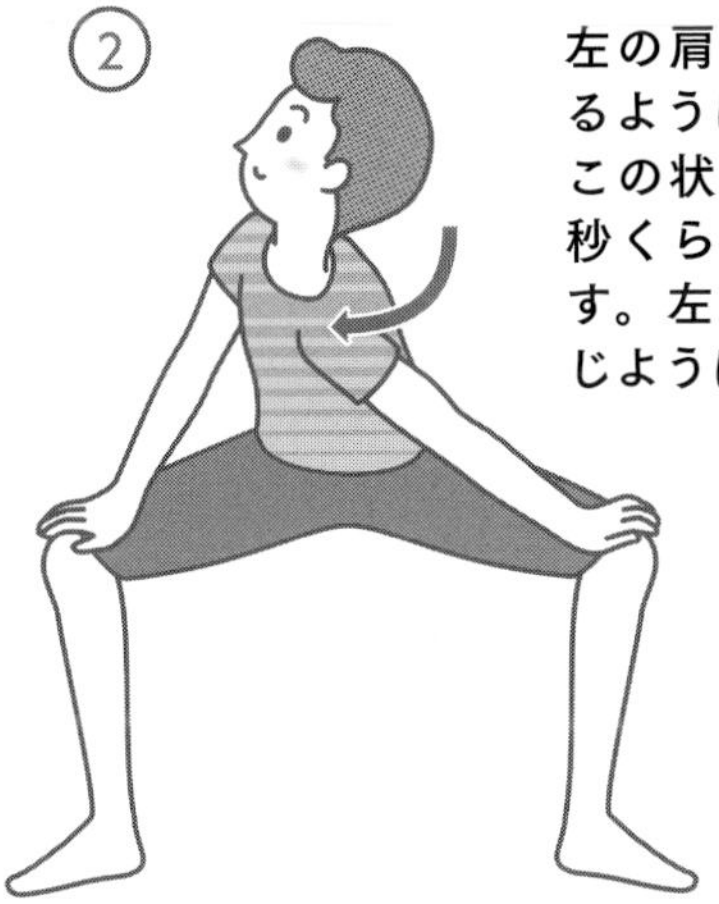

左の肩を内側に入れるようにひねります。この状態で10～15秒くらいキープします。左右それぞれ同じように行います。

ズボトレ

プラス11

上体・前だおし

長時間のデスクワークや立ち仕事など、長い間同じ姿勢を続けていると、股関節もかたくなってしまいます。股関節がかたくなるとケガをしやすくなりますし、身体のゆがみも引き起こしてしまいます。

何より、同じ姿勢を続けることで身体がかたまると、自律神経に大きな影響を及ぼしてしまいます。適度にストレッチを行い、股関節がかたくならないよう気をつけましょう。

①

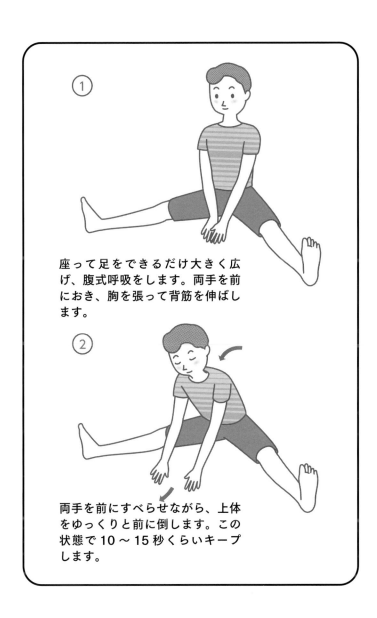

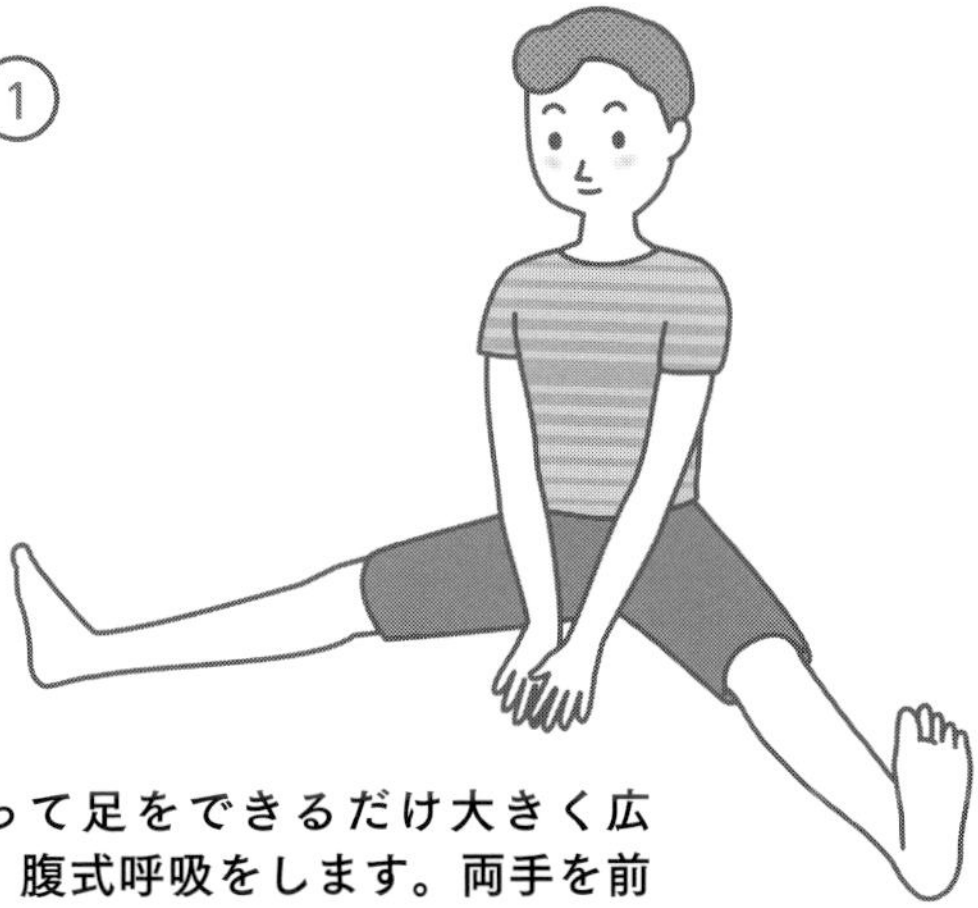

座って足をできるだけ大きく広げ、腹式呼吸をします。両手を前におき、胸を張って背筋を伸ばします。

②

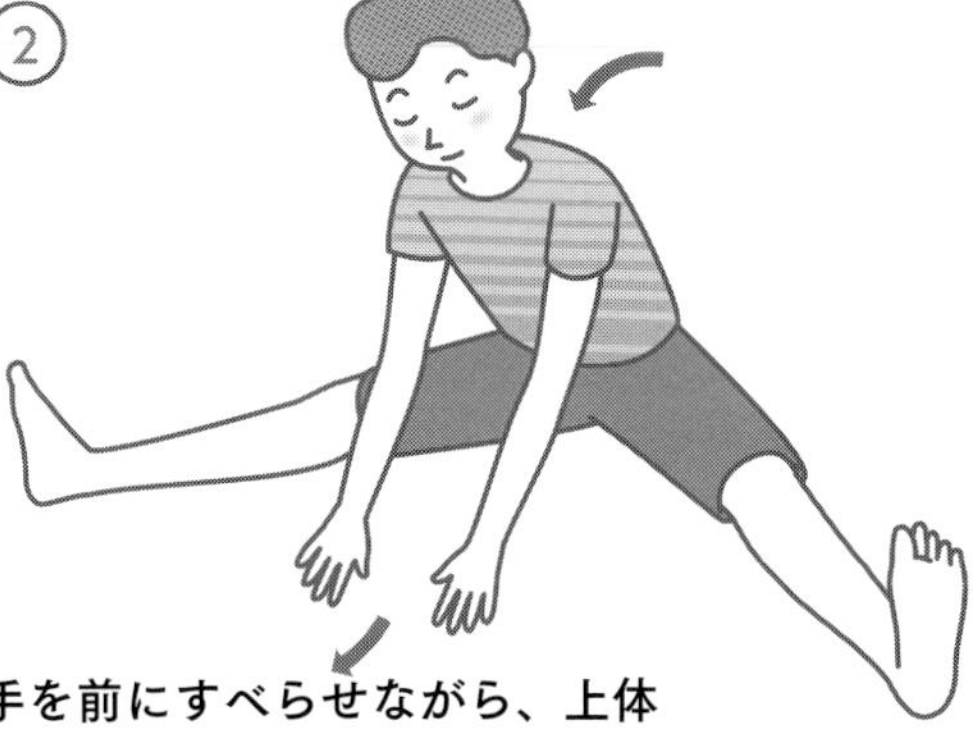

両手を前にすべらせながら、上体をゆっくりと前に倒します。この状態で 10 ～ 15 秒くらいキープします。

おわりに

「三上先生と出会えて助かった」と、患者さんに喜んでいただけることが、私にとって喜びであり、大きなやりがいになっています。

けれど、私が直接的に治療できる患者さんは、どうしても人数が限られてしまいます。住んでいる場所などの関係で通院が難しいという方もいらっしゃるでしょうし、そもそも私自身、1日に診ることのできる患者さんには限りがあるからです。

しかし今回、こうして「本」というツールを活用することで、多くの方々に私が新たに考案した「ズボトレ」を知ってもらうことができました。

人間の脳や内臓は、起きている間はもちろん、寝ている間も休まず働いています。歯を磨かなければ虫歯になるように、身体だってメンテナンスしなければ、免疫力が低下してしまい、いずれは不調や病気になってしまいます。

症状が悪化し手遅れになる前に、しっかりとしたメンテナンスをすることがとても重要です。

そのメンテナンスに最適なのが、「ズボトレ」なのです。

最後になりましたが、出版の機会を与えてくださいましたクローバー出版の小川泰史さま、桜井栄一さまをはじめ、関わってくださったすべての皆さまに、この場をお借りして心から感謝申し上げます。

そして、本書を手に取り、最後までお読みくださったあなたに感謝申し上げるとともに、健康で幸福な毎日が続きますことを心よりお祈り申し上げます。

2021年8月吉日

三上賢一

著者プロフィール
三上賢一（みかみ・けんいち）

整体師、診療放射線技師として12年間、救急外来や整形外科にて勤務。X線画像などで60万枚以上の症例を見てきたことやたくさんの手術に携わったことで、病気の根本原因に気がつきX整体を考案。2010年に「ケン整体院」を開業。現在、渋谷区恵比寿の「ケン整体院」は完全予約制。脳神経調整のエキスパートとして、さまざまな身体の不調を訴える患者の治療に携わっている知見をもとに、新たな「ズボトレ」を考案した。

株式会社STK代表取締役。

●「ケン整体院」ホームページ
https://body-preparation.com/

●問い合わせ先
https://body-preparation.com/contact/

ズボトレ

初版1刷発行●2021年9月21日

著者
三上《みかみ》 賢一《けんいち》

発行者
小田 実紀

発行所
株式会社Clover出版
〒101-0051 東京都千代田区神田神保町3丁目27番地8 三輪ビル5階
Tel.03(6910)0605　Fax.03(6910)0606　https://cloverpub.jp

印刷所
日経印刷株式会社

ISBN978-4-86734-036-3　C0047

本書の内容に関するお問い合わせは、info@cloverpub.jp宛にメールでお願い申し上げます

校正協力／伊能朋子　構成・制作協力／嶋崎千秋　編集／阿部由紀子